中国抗癌协会食管肿瘤整合康复专业委员会　组织编写

陈小兵　高社干　主编

食管癌
免疫检查点抑制剂
临床应用
全程管理
专家共识

U0221852

中国科学技术出版社

·北京·

图书在版编目（CIP）数据

食管癌免疫检查点抑制剂临床应用全程管理专家共识 / 陈小兵，高社干主编 . — 北京：中国科学技术出版社，2024.7. — ISBN 978-7-5236-0870-8

Ⅰ . R735.15；R979.5

中国国家版本馆 CIP 数据核字第 2024BL8982 号

策划编辑	靳　婷　延　锦
责任编辑	靳　婷
文字编辑	延　锦
装帧设计	佳木水轩
责任印制	徐　飞

出　　版	中国科学技术出版社
发　　行	中国科学技术出版社有限公司
地　　址	北京市海淀区中关村南大街 16 号
邮　　编	100081
发行电话	010-62173865
传　　真	010-62179148
网　　址	http://www.cspbooks.com.cn

开　　本	787mm×1092mm　1/32
字　　数	44 千字
印　　张	2.25
版　　次	2024 年 7 月第 1 版
印　　次	2024 年 7 月第 1 次印刷
印　　刷	北京盛通印刷股份有限公司
书　　号	ISBN 978-7-5236-0870-8 / R·3308
定　　价	38.00 元

（凡购买本社图书，如有缺页、倒页、脱页者，本社销售中心负责调换）

编著者名单

组织编写　中国抗癌协会食管肿瘤整合康复专业委员会

主　　编　陈小兵　高社干

副主编　高亦博　马少华　杨　弘　赵建夫　陈俊强
　　　　　居来提·艾尼瓦尔

编　　委　（以姓氏汉语拼音为序）
　　　　　白永瑞　上海交通大学附属仁济医院
　　　　　本巴吉　青海省人民医院
　　　　　曹　旸　郑州市第三人民医院
　　　　　柴惠平　安徽医科大学第一附属医院
　　　　　陈贝贝　河南省肿瘤医院
　　　　　陈锦飞　温州医科大学附属第一医院
　　　　　陈俊强　福建省肿瘤医院
　　　　　陈　萍　宁夏医科大学总医院
　　　　　陈天辉　浙江省肿瘤医院
　　　　　陈小兵　河南省肿瘤医院
　　　　　陈晓锋　江苏省人民医院
　　　　　陈永顺　武汉大学人民医院
　　　　　戴　亮　北京大学肿瘤医院
　　　　　范　江　上海第一人民医院

付　强　华中科技大学同济医院

高社干　河南科技大学第一附属医院

高兴才　郑州大学第五附属医院

高亦博　中国医学科学院肿瘤医院

郭克锋　黄河三门峡医院

郭彦伟　香港中文大学（深圳）附属第二医院

何义富　中国科学技术大学附属第一医院

贺春语　河南省肿瘤医院

黄程辉　中南大学湘雅三医院

黄　建　江西省肿瘤医院

胡婷婷　河南省肿瘤医院

贾瑞诺　河南科技大学第一附属医院

居来提·艾尼瓦尔　新疆医科大学第一附属医院

来松涛　复旦大学附属肿瘤医院

李志伟　哈尔滨医科大学附属肿瘤医院

梁　婧　山东第一医科大学第一附属医院

刘　波　山东第一医科大学附属肿瘤医院

刘　俊　上海市胸科医院

刘　杨　洛阳市第一人民医院

鲁智豪　北京大学肿瘤医院

吕慧芳　河南省肿瘤医院

马少华　北京大学肿瘤医院

秦健勇　广州市荔湾中心医院

宋正波　浙江省肿瘤医院

锁爱莉　西安交通大学第一附属医院

王　峰　郑州大学第一附属医院

王慧敏　新乡市中心医院

王育生　山西医科大学第一医院

王志强　重庆市肿瘤医院

温珍平　内蒙古自治区肿瘤医院

吴齐兵　安徽医科大学第一附属医院

夏洪平　东南大学附属中大医院

夏　金　安阳肿瘤医院

谢林浩　汕头市中心医院

邢付强　洛阳市第一人民医院

邢文群　河南省肿瘤医院

徐文红　甘肃达尔健康复医院

杨　弘　中山大学附属肿瘤医院

杨建军　第四军医大学西京医院

尹　俊　复旦大学附属中山医院

于　媛　中国医学科学院肿瘤医院

张　昊　河南省人民医院

张瑞祥　中国医学科学院肿瘤医院

张瑞星　河北医科大学第四医院

张卫国　河南科技大学第一附属医院

张晓伟　河北省人民医院

张新伟　天津市肿瘤医院

赵建夫　暨南大学附属第一医院

学术秘书　王建正　聂彩云　徐伟锋　赵　静　赫云端

宫亚楠　尤　朵　陈亚辉

内容提要

随着肿瘤免疫治疗领域的快速发展，以程序性死亡蛋白 –1 及程序性死亡蛋白配体 –1 为核心的免疫检查点抑制剂在食管癌的治疗中取得了显著进展，多项临床试验已证实了免疫检查点抑制剂在食管癌治疗中的疗效与安全性，并逐步改写了食管癌的治疗模式。目前，免疫检查点抑制剂已在我国食管癌的治疗中得到广泛应用，为了更好地指导食管癌免疫检查点抑制剂应用的全程管理，提升食管癌免疫检查点抑制剂应用的科学性和规范性，中国抗癌协会食管肿瘤整合康复专业委员会组织国内相关领域专家，系统性地梳理了国内外新近指南和循证医学证据，并充分考虑了我国临床实践的具体情况，经过多轮深入讨论和修改，编纂了本专家共识。本书适合食管癌相关临床医师及研究人员阅读参考。

前　言

食管癌是全球常见的恶性肿瘤之一，2020年全球有超过60万例的新发食管癌患者。其中，53%的新发食管癌病例和55.3%的食管癌死亡病例发生在中国[1]。根据国家癌症中心发布的"2022年中国恶性肿瘤疾病负担情况"显示，食管癌发病率和死亡率在我国恶性肿瘤中分居第7位和第5位[2]。根据组织学类型的不同，食管癌主要包括食管鳞状细胞癌（esophageal squamous cell carcinoma，ESCC）和食管腺癌（esophageal adenocarcinoma，EAC）两种亚型。ESCC是我国的主要病理类型，占90%以上，故本书提及的食管癌均为ESCC，食管腺癌的免疫治疗可参照中国抗癌协会胃癌专业委员会发布的"基于PD-L1蛋白表达水平的胃癌免疫治疗专家共识（2023年版）"[3]。

由于早期食管癌的临床症状不明显，大多数食管癌患者在确诊时已为局部晚期或存在远处转移[4]。在过去40年中，以铂类药物为基础的化疗方案一直是晚期食管癌一线治疗的支柱，但其对患者总体生存率的改善微乎其微。

肿瘤免疫与肿瘤的发生、发展息息相关，随着免疫治疗领域的发展，肿瘤免疫治疗正改变着国内外肿瘤领域的研究方向和治疗格局。近年来，以程序性死亡蛋白 –1

（programmed death protein-1，PD-1）及程序性死亡蛋白配体 –1（programmed death ligand-1，PD-L1）为代表的免疫检查点抑制剂（immune checkpoint inhibitors，ICI）全面布局食管癌领域，从二线到一线，从单药到联合，免疫治疗彻底改变了晚期食管癌的治疗格局。基于在晚期食管癌中取得的优异成绩，免疫治疗在食管癌领域的探索进一步前移至围术期。

目前，ICI 已在我国食管癌的治疗中得到广泛应用，为了更好地指导食管癌 ICI 临床应用，提升其科学性和规范性，中国抗癌协会食管肿瘤整合康复专业委员会组织国内食管癌治疗领域的专家学者，启动了《食管癌免疫检查点抑制剂临床应用全程管理专家共识》（以下简称《共识》）的制订工作。《共识》自 2023 年 10 月正式立项以来，得到了编委会成员的全力支持。在编写过程中，各位编委系统地梳理了国内外最新的指南和循证医学证据，并充分考虑了我国临床实践的具体情况，力求使《共识》更具科学性和实用性，以帮助医疗服务提供者做出更好的临床决策。经过多轮深入的讨论和细致的打磨，《共识》终稿于 2024 年 3 月 8 日编纂完成。

相信随着《共识》的出版和发行，必将成为我国食管癌 ICI 临床应用规范化、系统化、标准化和全程管理的重要依据。然而，受时间和条件所限，书中可能存在一些疏漏或欠妥之处，恳请诸位读者批评指正。本书是全体编委集体智慧的结晶，在此向每一位参与共识制订的专家和学者致以衷心感谢！

医学，尤其是临床肿瘤学，作为一门持续发展的科学，始终在探索与前进。随着整合肿瘤学的发展和肿瘤"防筛诊治康"认知的不断深化，食管癌 ICI 临床应用也需要与时俱进，届时《共识》内容将进一步修订和完善，以确保《共识》的时效性和先进性。

河南省肿瘤医院　陈小兵

参考文献

[1] SUNG H , FERLAY J , SIEGEL RL ,et al. Global cancer statistics 2020: GLOBOCAN estimates of incidence and mortality worldwide for 36 cancers in 185 countries[J]. CA Cancer J Clin, 2021,71(3): 209-249.

[2] 郑荣寿 , 陈茹 , 韩冰峰 , 等 . 2022 年中国恶性肿瘤流行情况分析 [J]. 中华肿瘤杂志 ,2024,46(3):221-231.

[3] 中国抗癌协会胃癌专业委员会 . 基于 PD-L1 蛋白表达水平的胃癌免疫治疗专家共识（2023 年版）[J]. 中国肿瘤临床 ,2024, 51(2):55-63.

[4] 中华人民共和国国家卫生健康委员会医政医管局 . 食管癌诊疗指南（2022 年版）[J]. 中华消化外科杂志 ,2022,21(10):1247-1268.

目　录

第1章 食管癌免疫检查点抑制剂临床应用全程管理专家共识制订原则及方法

食管癌免疫检查点抑制剂临床应用全程管理专家共识制订是在遵循《世界卫生组织指南制定手册》[1] 和中华医学会《中国制订/修订临床诊疗指南的指导原则（2022版）》[2] 的原则与方法，符合指南研究与评价工具Ⅱ（Appraisal of Guidelines for Research & Evaluation Ⅱ，AGREE Ⅱ）[3] 的要求基础上，进行的方法学构建和撰写。

一、证据质量分级

采用定量系统评价证据分级工具（Grading of Recommen-dations Assessment，Development and Evaluation，GRADE）系统对循证医学证据进行分级，将初始证据质量分为 1～3 类（表 1–1）。

二、推荐意见的形成

针对每个临床问题，证据评价组根据当前证据形成相

表 1–1　共识证据等级的定义

等　级	证据描述
1 类	置信区间较窄的 Meta 分析，或者多个安慰剂 / 阳性药物对照的双盲随机对照试验且每组样本量大于 30 例
2 类	置信区间较宽的 Meta 分析，或者单个安慰剂 / 阳性药物对照的双盲随机对照试验且每组样本量大于 30 例；至少 1 个安慰剂 / 阳性药物的双盲随机对照试验且每组样本量为 10～29（含）例，或者来自卫生系统的管理数据
3 类	无对照的试验、个案报道、病例系统、专家意见

应的推荐意见及证据决策表。《共识》制订组成员根据证据质量、患者偏好和价值观、卫生经济学分析和利弊平衡形成初步的推荐意见并确定推荐强度。通过 1～2 轮德尔菲法和 1～2 轮线上或线下讨论，对推荐意见及其强度达成一致意见。

　　具体规则：若超过 75% 的参与共识投票的专家同意该条推荐意见，则达成共识；对于未达成共识的推荐意见，根据专家意见修改后进行第 2 轮德尔菲法共识或讨论，直至达成共识或从中删除。推荐意见达成共识后，交由指导委员会审定通过。指导委员会在征得 75% 的共识制订组成员同意的情况下，可对推荐意见存在的重要问题进行修订和完善，并由秘书组如实记录整个修订过程（表 1–2）。

表 1-2　共识证据推荐等级的定义

推荐等级	标　准
Ⅰ级推荐	明确显示干预措施利大于弊或弊大于利；高质量证据支持应用；对资源分配有利或无影响
Ⅱ级推荐	干预措施利大于弊或弊大于利，尽管证据尚不够明确；有证据支持应用，尽管证据质量不够高；对资源分配有利或无影响或有较小影响

第2章 免疫检查点抑制剂简介

一、免疫检查点抑制剂种类

免疫检查点分子包括常见的细胞毒性T淋巴细胞相关抗原4（cytotoxic T lymphocyte antigen-4, CTLA-4）、PD-1、PD-L1及其他新型免疫检查点分子。截至2024年5月，中国国家药品监督管理局（National Medical Products administration, NMPA）已批准了19种ICI上市，分别为CTLA-4抑制剂1种，即伊匹木单抗；PD-1抑制剂10种，分别为纳武利尤单抗、帕博利珠单抗、特瑞普利单抗、信迪利单抗、卡瑞利珠单抗、替雷利珠单抗、派安普利单抗、赛帕利单抗、斯鲁利单抗、普特利单抗；PD-L1抑制剂7种，分别为度伐利尤单抗、阿替利珠单抗、恩沃利单抗、舒格利单抗、阿得贝利单抗、索卡佐利单抗、贝莫苏拜单抗；PD-1/CTLA-4双特异性抗体1种，即卡度尼利单抗。

在食管癌领域，ICI已经获批适应证见表2-1。

表 2-1　NMPA 批准上市的 ICI 食管癌适应证（截至 2024 年 3 月）

通用名	癌　种	治疗线数	国内获批适应证	研　　究	获批时间
纳武利尤单抗	食管癌或胃食管连接部癌	辅助治疗	可用于经新辅助 CRT 及完全手术切除后仍有病理学残留的食管癌或胃食管连接部癌患者的辅助治疗	CheckMate-577 研究 [4]	2022 年 6 月
	食管鳞状细胞癌	一线治疗	联合氟嘧啶类和铂类化疗用于晚期或转移性食管鳞癌患者的一线治疗	CheckMate-648 研究 [5]	2022 年 6 月
帕博利珠单抗	食管癌	一线治疗	联合铂类和氟尿嘧啶类化疗药物用于局部晚期不可切除或转移性食管或胃食管连接部癌患者的一线治疗	KEYNOTE-590 研究 [6]	2021 年 9 月
		二线治疗	单药用于通过充分验证的检测评估肿瘤表达、PD-L1 CPS≥10 分，既往一线全身治疗失败的局部晚期或转移性 ESCC 患者	KEYNOTE-181 研究 [7]	2020 年 6 月
特瑞普利单抗	食管癌	一线治疗	联合紫杉醇和顺铂用于不可切除局部晚期 / 复发或转移性食管鳞癌患者的一线治疗	JUPITER-06 研究 [8]	2022 年 5 月
信迪利单抗	食管癌	一线治疗	联合紫杉醇和顺铂或氟尿嘧啶和铂用于不可切除的局部晚期、复发或转移性食管鳞癌的一线治疗	ORIENT-15 研究 [9]	2022 年 6 月

（续表）

通用名	癌　种	治疗线数	国内获批适应证	研　究	获批时间
卡瑞利珠单抗	食管鳞状细胞癌	一线治疗	联合紫杉醇和顺铂用于不可切除的局部晚期 / 复发或转移性 ESCC 患者的一线治疗	ESCORT-1st 研究 [10]	2021 年 12 月
	食管鳞状细胞癌	二线治疗	用于既往接受过一线化疗后疾病进展或不可耐受的局部晚期或转移性 ESCC 患者的治疗	ESCORT 研究 [11]	2020 年 6 月
替雷利珠单抗	食管鳞状细胞癌	一线治疗	联合化疗用于一线治疗 ESCC	RATIONALE 306 研究 [12]	2023 年 5 月
	食管鳞状细胞癌	二线治疗	用于治疗既往接受过一线标准化疗后不可耐受的局部晚期或转移性食管鳞状细胞癌患者	RATIONALE 302 研究 [13]	2022 年 4 月
斯鲁利单抗	食管鳞状细胞癌	一线治疗	联合含氟尿嘧啶类和铂类药物用于 PD-L1 阳性（CPS≥1分）的不可切除的局部晚期 / 复发或转移性食管鳞状细胞癌的一线治疗	ASTRUM-007 研究 [14]	2023 年 9 月
舒格利单抗	食管鳞状细胞癌	一线治疗	联合含氟尿嘧啶类和铂类化疗药物用于一线治疗不可切除的局部晚期、复发或转移性食管鳞癌	GEMSTONE-304 研究 [15]	2023 年 12 月

NMPA. 中国国家药品监督管理局；ICI. 免疫检查点抑制剂；CRT. 放化疗；PD-L1. 程序性死亡蛋白配体 −1；CPS. 联合阳性评分；ESCC. 食管鳞状细胞癌

二、生物标志物

推荐意见 1：对于计划采用 PD-1 抑制剂治疗的食管癌患者，推荐评估癌组织中 PD-L1 蛋白表达。具体检测指标可用联合阳性评分（combined positive score，CPS）、肿瘤细胞阳性评分（tumor positive score，TPS）。

（证据等级：1 类，推荐级别：Ⅰ级推荐，专家共识：100%）

推荐意见 2：有条件可考虑检测微卫星不稳定（microsatellite instability，MSI）、肿瘤突变负荷（tumor mutational burden，TMB）及新型疗效预测分子标志物。

（证据等级：2 类，推荐级别：Ⅱ级推荐，专家共识：100%）

1. PD-L1 蛋白表达检测

多项研究结果及 Meta 分析显示，PD-L1 蛋白表达水平与 PD-1 抑制剂的疗效和患者生存获益密切相关，PD-L1 蛋白表达检测是目前指导临床筛选免疫治疗获益人群有效的指标。KEYNOTE-181 研究 [7] 结果显示，在 PD-L1 CPS≥10 分的患者中，帕博利珠单抗较化疗可显著延长患者的总生存（overall survival，OS）时间，尤其是鳞癌患者。CheckMate-648 研究 [5] 结果显示，PD-L1 TPS≥1% 的晚期鳞癌患者中，纳武利尤单抗联合化疗较纳武利尤单抗联合伊匹木单抗、单纯化疗更能获益；但由于 PD-L1 在食管癌中的表达呈现高度异质性，其在食管鳞癌细胞中表达率为 15%～83%，在免疫细胞中表达率为 13%～31%。*JAMA Oncology* 发表的一项汇总分析[16]，发现联合免疫治疗并未在 TPS＜1% 人群中改善生存，但是有助于延长 CPS＜10 分人群的总生存时间，说明不同 PD-L1 的检测平台及临界值有可能产生不同的预测结果。中山大学肿瘤防治中心综合 5 项临床研究并进行 Meta 分析[17]，结果发现 PD-L1 低表达人群仍可以从联合免疫治疗中获益。因此，PD-L1 表达在联合免疫治疗中的预测作用可开展更进一步探索。

2. 微卫星不稳定性 / 错配修复缺陷

MSI-H 表型是一种对免疫治疗高度敏感的特殊肿瘤亚型。MSI 指基因组中短串联重复序列次数的增加或者减少，反映了由于错配修复（mismatch repair，MMR）基因异常导致的 DNA 复制错误。这类肿瘤往往基因突变负荷较高，且 PD-L1 表达水平较高，因而对 PD-1 治疗的反应较好[18]。MSI-H 广泛存在于多种恶性肿瘤中，MSI-H 在胃癌中的发生率为 7%，食管胃连接部腺癌为 4%，食管腺癌为 0.4%[19]。

3. 肿瘤突变负荷

TMB 是近几年比较有前景的免疫治疗疗效预测指标。一项帕博利珠单抗治疗难治性食管癌的 II 期临床试验[20]中纳入了 39 例食管腺癌和 10 例食管鳞癌患者，在 27 例可评估 TMB 的患者中，7 例 TMB≥10 mut/Mb，且 TMB 为 10 mut/Mb 或更高时，OS 有改善的趋势（P=0.086）。总体看来，TMB 似乎可成为食管癌免疫治疗疗效的预测因子，

但仍需要大型的 Ⅲ 期临床试验证实。

4. 新型疗效预测分子标志物

(1) 循环肿瘤 DNA：通过对循环肿瘤 DNA（circulating tumor DNA，ctDNA）定性与定量分析，有助于食管癌的早期诊断、疗效评估、预后判断及监测肿瘤转移与复发。中山大学肿瘤防治中心首次证实 ctDNA 和血液肿瘤突变负荷（blood tumor mutation burde，bTMB）可预测接受 PD-1 抑制剂联合根治性放化疗治疗在局部晚期食管鳞癌患者的疗效及生存[21]。ctDNA 检测方法包括基于 PCR 的第一代测序方法和第二代测序（next generation sequencing，NGS）技术，NGS 因其无创或微创、检测时间短、能够反映瘤内和转移灶异质性、可动态监测治疗疗效等优势、在临床得到越来越广泛的应用[22]。随着对 ctNDA 的不断探索、检测方法的优化，ctNDA 能够在食管癌精准诊疗领域取得更好进展。

(2) 肿瘤微环境：肿瘤微环境(tumor microenvironment，TME）是一个动态的整体，包括免疫微环境、间质微环境、乏氧微环境、血管生成等方面。TME 中的髓源性抑制细胞（myeloid derived suppressor cell，MDSC）、调节 T 细胞（regulatory T cell，Treg）等细胞群通过分泌细胞因子、激活促炎通路等途径促进癌细胞发生免疫逃逸，从而促进食管癌恶性进展。其他免疫细胞，如癌相关成纤维细胞（cancer associated fibroblast，CAF）通过分泌生长因子，改变细胞外基质（extracellular matrix，ECM），形成肿瘤生态位，促进肿瘤细胞迁移和侵袭。肿瘤相关巨噬细胞（tumor associated macrophage，TAM），还具有其他促肿瘤功能，包括诱导血管生成和肿瘤细胞侵袭[23]。然而，单一的生物标志物，难以全面反映 TME 中的状况，需要多维度精准评估食管癌 TME 以预测治疗效果。

（3）食管微生态：2015 年，2 篇发表在 *Science* 的论文首次阐明了肠道菌群与免疫治疗的关系[24-25]。微生物逐渐成为预测免疫治疗疗效的潜在生物标志物。Gao 等[26]在研究鳞癌发病机制时发现，一种会引起口腔鳞状细胞癌的特定细菌牙龈卟啉单胞菌，可能与鳞癌的发生有关，再次提出了这两种肿瘤的相似性，且该细菌会选择性地感染鳞癌及周边的黏膜，而不会感染健康的食管黏膜，甚至这种细菌与食管癌的进展程度和预后相关，可以考虑作为鳞癌的肿瘤标志物。Diakowska 等[27]发现，幽门螺杆菌感染增加了白细胞介素 –18（interleukin-18，IL-18）的产生，IL-18是干扰素 –c 的诱导因子，可刺激固有和反应性免疫反应发生（Th1 细胞和 Th2 细胞），激活自然杀伤细胞诱导细胞凋亡，不适当的 IL-18 释放与鳞状细胞癌的临床分期有关。

第3章 食管癌免疫检查点抑制剂临床应用

一、晚期食管癌一线治疗的治疗原则

推荐意见 3：晚期食管鳞癌患者推荐选择 ICI 联合化疗的治疗方案。

（证据等级：1 类，推荐级别：Ⅰ级推荐，专家共识：100%）

治疗方案：纳武利尤单抗 + 氟尿嘧啶 + 顺铂（5-Fluorouracil plus Cisplatin，FP）、帕博利珠单抗 +FP、特瑞普利单抗 + 紫杉醇 + 顺铂（Paclitaxel plus Cisplatin，TP）、信迪利单抗 +TP/FP、卡瑞利珠单抗 +TP、替雷利珠单抗 +TP/FP、斯鲁利单抗 +FP（PD-L1 表达 CPS≥1 分）、舒格利单抗 +FP。

推荐意见 4：若检测发现错配修复缺陷 / 高度微卫星不稳定（deficient mismatch repair/microsatellite instability-high，dMMR/MSI-H），无论 PD-L1 表达情况，均可推荐使用 ICI 治疗。目前恩沃利单抗、帕博利珠单抗、斯鲁利单抗、替雷利珠单抗、普特利单抗获批用于不可切除或转移性微卫星高度不稳定型（MSI-H）或错配修复基因缺陷型（dMMR）成人晚期实体瘤患者。

（证据等级：1 类，推荐级别：Ⅰ级推荐，专家共识：97.2%）

（续框）

推荐意见 5：对于存在化疗禁忌或拒绝化疗，且 PD-L1 CPS≥1 分晚期食管鳞癌患者推荐选择双靶点 ICI 联合的治疗方案。

（证据等级：1 类，推荐级别：Ⅱ级推荐，专家共识：94.4%）
治疗方案：纳武利尤单抗 + 伊匹木单抗。

推荐意见 6：晚期食管鳞癌患者可考虑双特异性抗体。

（证据等级：3 类，推荐级别：Ⅱ级推荐，专家共识：88.9%）

治疗方案：卡度尼利单抗。

推荐意见 7：可考虑 PD-1 联合抗血管生成药物。

（证据等级：2 类，推荐级别：Ⅱ级推荐，专家共识：94.4%）

晚期食管癌一线治疗共 8 项Ⅲ期临床研究相互印证，证实免疫联合化疗的疗效优于单纯化疗，患者的总体客观缓解率（objective response rate，ORR）提高了近 20%，OS 时间延长了 2～6 个月，免疫联合化疗方案成为晚期食管癌一线治疗标准；但晚期食管癌患者中位 OS 时间仅 15～18 个月。为进一步提高治疗晚期食管癌的近期疗效、延长远期生存，需要在目前治疗方案上进行优化组合。

（1）Checkmate-648 研究[5, 28-29]是一项评估"免疫 - 免疫联合""免疫 - 化疗联合"用于一线治疗晚期 ESCC 有效性和安全性的Ⅲ期临床试验。2021 年及 2022 年美国临床肿瘤学会年度会议公布结果显示既往针对未接受治疗的

PD-L1 表达≥1% 和所有随机人群的晚期食管鳞癌患者，纳武利尤单抗联合化疗或纳武利尤单抗联合伊匹木单抗对比化疗显著延长 OS。13 个月随访结果，PD-L1 表达≥1% 的患者中，纳武利尤单抗联合化疗 mOS 时间分别为 15.4 个月（95% CI 11.9～19.5）和 9.1 个月（95% CI 7.7～10.0），12 个月 OS 率分别为 58% 和 37%。纳武利尤单抗联合伊匹木单抗组 mOS 时间为 13.7 个月（95% CI 11.2～17.0），化疗组为 9.1 个月（95% CI 7.7～10.0），12 个月 OS 率分别为 57% 和 37%。在总体人群中，纳武利尤单抗联合化疗 mOS 时间为 13.2 个月（95% CI 11.1～15.7），化疗组 mOS 时间为 10.7 个月（95% CI 9.4～11.9）。纳武利尤单抗联合伊匹木单抗组 mOS 时间为 12.7 个月（95% CI 11.3～15.5），化疗组 mOS 为 10.7 个月（95% CI 9.4～11.9）。29 个月长期随访结果，PD-L1 表达≥1% 的患者中，纳武利尤单抗联合化疗组的 24 个月 OS 率为 31%（化疗组 12%）；在所有随机患者中，纳武利尤单抗联合化疗组的 24 个月 OS 率为 29%（化疗组 19%）。更长期的随访数据提示，纳武利尤单抗 + 化疗和纳武利尤单抗 + 伊匹木单抗与化疗相比，继续表现出有临床意义的生存获益，持久的客观缓解，以及可接受的安全性。进一步支持免疫联合治疗方案作为晚期 ESCC 的一线治疗选择。

(2) Keynote-590 研究 [6, 30] 入组标准为局部晚期或转移性 EAC 或 ESCC，或者 Siewert Ⅰ 型胃食管结合部腺癌、RECIST v1.1 可测量病灶、美国东部肿瘤协作组（Eastern

Cooperative Oncology Group，ECOG）PS 为 0 或 1。患者
随机 1：1 接受帕博利珠单抗（Pembro）200 mg 或安慰剂
（pbo）静脉滴注每 3 周 1 次，治疗≤35 周期，联合化疗
（氟尿嘧啶≤35 周期；顺铂≤6 周期）。主要终点是 ESCC
患者和 PD-L1 CPS≥10 分患者 OS，以及所有患者中研
究者按照 RECIST v1.1 评估的无进展生存（progression-
free survival，PFS）和 OS，不论 PD-L1 表达 ESCC 患者
的 PFS 和 OS，还是 CPS≥10 分意向治疗（intention-to-
treat，ITT）人群的 PFS 和 OS。次要终点包括研究者根据
RECIST v1.1 评估 ORR 和缓解持续（during of response，
DOR）时间及安全性。数据截至 2023 年 7 月 10 日。结果
共 749 例患者随机接受 Pembro+ 化疗（373 例）或 pbo+
化疗（376 例）治疗。随机至数据截止中位时间是 58.8 个
月（范围为 49.2～70.6 个月），共 701/740（94.7%）患
者停止治疗，最常见原因为疾病进展（449 例；60.7%）。
ITT 人群中，Pembro+ 化疗和 pbo+ 化疗组的 mOS 时间分
别是 12.3 个月 vs. 9.8 个月（HR=0.72，95% CI 0.62～0.84），
5 年 OS 率分别是 10.6% vs. 3.0%。中位 PFS 时间分别是
6.3 个月 vs. 5.8 个月（HR=0.64，95% CI 0.54～0.75），5
年 PFS 率分别是 5.5% vs. 0%。两组 3～5 级治疗相关不良
事件（treatment-related adverse event，TRAE）分别发生
于 266 例（71.9%）和 250 例（67.6%）患者。导致死亡的
TRAE 分别发生于 9 例（2.4%）和 5 例（1.4%）患者。因
此，经过 5 年随访，在初治晚期食管癌患者中，与 pbo+

化疗相比，Pembro+化疗显示出持续疗效，无新的安全性信号。长期结局继续支持Pembro+化疗作为晚期食管癌的一线治疗。

(3) JUPITER-06研究[8]是一项国内多中心随机对照研究，旨在比较特瑞普利单抗联合化疗对比安慰剂联合化疗用于一线治疗晚期ESCC的疗效，共纳入514例患者。中期分析中，特瑞普利单抗联合化疗人群的OS和PFS均显著优于化疗（OS时间为17个月 vs. 11个月，HR=0.58，95% CI 0.43～0.78，P=0.000 4；PFS时间为5.7个月 vs. 5.5个月，HR=0.58，95% CI 0.46～0.74，P<0.000 01）。JUPITER-06研究聚焦于我国人群，化疗方案选择和免疫协同效应更强的紫杉醇联合顺铂方案，显示出较好的OS和PFS，进一步支持了化疗联合免疫治疗在晚期食管癌一线治疗的作用。

(4) ORIENT-15研究[9, 31]是一项国际多中心的随机双盲Ⅲ期临床试验，评价信迪利单抗与安慰剂联合化疗作为不可切除的局部晚期、复发性或转移性ESCC的一线治疗。受试者分别给予信迪利单抗或安慰剂联合化疗（化疗方案由研究者在TP和FP之间选择）。截至2022年8月28日，研究共随机入组690例受试者，中位随访时间为32.2个月。在总体人群中，信迪利单抗联合化疗组较安慰剂联合化疗组显著延长mOS时间（17.4个月 vs. 12.8个月，HR=0.661，P<0.000 1。在PD-L1阳性（CPS≥10分）人群中，信迪利单抗联合化疗组较安慰剂联合化疗组mOS

时间分别为 18.4 个月和 14.5 个月，$HR=0.635$，$P=0.000\ 1$。信迪利单抗联合化疗组对比安慰剂联合化疗组的 1 年 OS 率及 2 年 OS 率分别为 64.0% vs. 53.5%、41.4% vs. 22.9%。安全性特征与期中分析报道的研究结果基本一致，无新的安全性信号。

(5) ESCORT-1st 研究[10] 是一项评估卡瑞利珠单抗联合紫杉醇和顺铂（TP）用于晚期食管癌一线治疗的随机双盲多中心 III 期临床试验。纳入 596 例食管鳞癌患者，以 1 : 1 随机分配至卡瑞利珠单抗 +TP 组和安慰剂 +TP 组，主要研究终点为独立影像评估委员会评估的 PFS 和 OS。试验组 mOS 时间较对照组取得了显著改善（15.3 个月 vs. 12.0 个月，$P=0.001$），降低患者 30% 的死亡风险，同时共同主要终点 mPFS 时间明显获益（6.9 个月 vs. 5.6 个月，$HR=0.56$，$P<0.001$）。安全性方面，试验组除反应性皮肤毛细血管增生症外，两组的 TRAE 发生率相似，同时反应性皮肤毛细血管增生症多数可自行消失；而在 ≥3 级 TRAE，卡瑞利珠单抗联合 TP 组的 TRAE 发生率更低（63.4% vs. 67.7%）。

(6) ESCORT-RWS 研究[32] 是一项前瞻性真实世界研究，该研究共纳入 624 例受卡瑞利珠单抗治疗的晚期食管癌患者，其中一线治疗患者 305 例，二线治疗患者 238 例，三线及以上治疗患者 81 例。该研究未发现新的安全性信号，在药物治疗模式方面发现，卡瑞利珠单抗联合化疗的治疗模式占比（91.8%）最多，其中化疗方案以紫杉类联合铂类为主（82.1%）。其中一线治疗的 ORR、mPFS 时间和 mOS 时间分别为 54.2%、10.1 个月和 17.5 个月，二线治疗分别为 31.4%、7.9 个月和 14.0 个月，三线及以上治疗分别为 28.1%、7.9 个月和 12.8 个月。分析结果显示，卡瑞利珠单抗在真实世界中对晚期食管癌患者的有效性与安全性总体上与关键Ⅲ期临床试验（ESCORT 和 ESCORT-1st）中观察到的结果一致。

(7) RATIONALE 306 研究[12] 是一项全球多中心随机对照的Ⅲ期临床试验，评估了替雷利珠单抗联合化疗对比安慰剂联合化疗一线治疗晚期或转移性食管鳞癌的疗效与安全性。替雷利珠单抗联合化疗组 mOS 时间较对照组取得了显著改善（17.2 个月 vs. 10.6 个月，$HR=0.66$，$P<0.000\,1$），且无论患者 PD-L1 评分均能获益（PD-L1 评分≥10%：OS 时间 16.6 个月 vs. 10.0 个月，$HR=0.62$；PD-L1 评分<10%：OS 时间 15.8 个月 vs. 10.4 个月，$HR=0.77$）。替雷利珠单抗联合化疗组的 PFS 相较于对照组同样显著改善（7.3 个月 vs. 5.6 个月，$HR=0.62$，$P<0.000\,1$），且肿瘤 ORR 更高、更持久（试验组 ORR 为 63.5%，DOR 时间为 7.1 个月；对照组 ORR 为 42.4%，DOR 时间为 5.7 个月）。

(8) ASTRUM-007 研究[14] 是一项比较斯鲁利单抗或安慰剂联合化疗（顺铂＋氟尿嘧啶）一线治疗不可切除局部晚期／复发或转移性、PD-L1 阳性（CPS≥1）ESCC 患者的随机双盲多中心Ⅲ期临床试验，主要终点为 PFS 和 OS。2019 年 6 月 19 日至 2021 年 12 月 17 日，共筛选 976 例患者，其中 551 例随机分配至斯鲁利单抗联合化疗组（368例）和化疗组（183 例）。中位随访时间为 24.2 个月，斯鲁利单抗联合化疗组的 mOS 时间较化疗组显著延长，分别为 14.6 个月 vs. 11.2 个月（$HR=0.70$，95% CI 0.57～0.86，$P=0.000\ 6$）。IRRC 评估 mPFS 时间分别为 6.5 个月 vs. 5.3 个月（$HR=0.58$，95% CI 0.47～0.72）。IRRC 评估的确认 ORR 和 DOR 时间上观察到斯鲁利单抗联合化疗组疗效改善，分别为 58.7% vs. 42.1% 和 7.1 个月 vs. 4.6 个月。两组≥3 级 TRAE 发生率分别为 53.1% 和 48.8%。斯鲁利单抗联合化疗组≥3 级的免疫相关不良事件发生率更高，分别为 9.2% vs. 3.0%。报道了 15 例可能与研究治疗相关的死亡事件，斯鲁利单抗联合化疗组为 3.1%，化疗组为 1.8%。

(9) GEMSTONE-304[15] 是一项舒格利单抗或安慰剂联合氟尿嘧啶和顺铂方案作为一线方案治疗晚期 ESCC 的随机双盲Ⅲ期临床研究。符合条件的患者按 2∶1 随机纳入舒格利单抗联合 FP 治疗组或安慰剂联合 FP 治疗组，根据 PD-L1 表达状态、ECOG 评分和远处转移进行分层。最终 PFS 和中期 OS 的数据截至 2022 年 10 月 7 日。共 540 例患者被随机分至舒格利单抗联合 FP 治疗组（358 例）和安慰剂联合 FP 治疗组（182 例）。舒格利单抗联合 FP 治疗组 OS 更有优势（mOS 时间：15.3 个月 vs. 11.5 个月；$HR=0.70$，95% CI 0.55～0.90，$P=0.007\ 6$）。在所有预先设定的亚组中（包括不同的 PD-L1 表达水平），均能观察到 PFS 和 OS 的获益。舒格利单抗联合 FP 治疗组显示出更高的 BICR 评估的 ORR（60.1% vs. 45.2%）和更长的 DOR（mDOR 时间：6.0 个月 vs. 4.5 个月）。两组发生 3 级及以上 TRAE 发生率分别为 51.3% 和 48.4%，严重 TRAE 分别为 21.5% 和 13.2%。因 AE 而停止治疗的比例分别为 13.3% 和 10.4%，TRAE 导致的死亡率分别为 1.7% vs. 0.5%。

(10) 免疫联合靶向、免疫联合免疫、PD-1/CTLA-4 双特异性抗体联合化疗一线治疗晚期食管癌的探索。

(11) LEAP-014 研究 [33] 是目前正在开展的靶向联合免疫的 III 期临床试验，旨在评估帕博利珠单抗 + 仑伐替尼 + 化疗对比帕博利珠单抗 + 化疗一线治疗晚期 ESCC 的有效性和安全性，目前 13 例患者接受了治疗，第一部分（安全性试验）显示，帕博利珠单抗 + 仑伐替尼 + 化疗在既往未接受过治疗的转移性 ESCC 患者中具有可接受的安全性和耐受性，可以启动第二部分试验。

(12) SKYSCRAPER-08（NCT04540211）研究 [34] 是一项随机双盲安慰剂对照 III 期临床试验，主要在中国开展。研究纳入 461 例既往未接受过系统治疗的局部晚期不可切除或转移性 ESCC 患者，旨在比较 Tiragolumab+ 阿替利珠单抗 + 化疗联合与安慰剂 + 化疗治疗新诊断食管鳞癌的有效性和安全性，采用双主要研究终点，分别为 PFS 和 OS。主要终点 OS 方面，截至 2023 年 2 月 13 日，最短生存随访时间为 14.5 个月，Tiragolumab+ 阿替利珠单抗组和安慰剂组的中位 OS 时间分别为 15.7 个月和 11.1 个月（*HR*=0.70，95% CI

0.55~0.88，*P*=0.0024）。PFS 方面，Tiragolumab+ 阿替利珠单抗组和安慰剂组的中位 PFS 时间分别为 6.2 个月和 5.4 个月（*HR*=0.56，95% CI 0.45~0.70，*P*＜0.000 1）。次要终点方面，Tiragolumab+ 阿替利珠单抗组和安慰剂组分别有 59.7% 和 45.5% 的患者有应答。两组完全缓解（complete response，CR）率分别为 11.5% 和 3.2%，部分缓解（partialresponse，PR）率分别为 48.2% 和 42.3%。两组的中位 DOR 时间分别为 7.1 个月和 4.3 个月。安全性方面，两组均有 98.2% 的患者发生任何级别的 TRAE。Tiragolumab+ 阿替利珠单抗组和安慰剂组分别有 59.6% 和 56.4% 的患者发生 3~4 级 TRAE，分别有 2.6% 和 0.9% 的患者发生 5 级 TRAE。

(13) 安罗替尼联贝莫苏拜单抗 [35] 一线治疗晚期 ESCC 临床研究的最新结果，研究共纳入了 46 例既往未接受过系统治疗的转移性或局部晚期 ESCC 患者，所有患者接受了安罗替尼加贝莫苏拜单抗治疗，主要终点 ORR 为 69.6%，疾病控制率（disease control rate，DCR）为 93.5%，中位 PFS 时间为 9.92 个月，初步研究结果显示，安罗替尼联合贝莫苏拜单抗用于晚期 ESCC 的一线治疗有较好疗效及可控毒性，但仍需进一步验证。

(14) 一项单中心平行开放标签的 II 期临床试验 [36]，评价紫杉醇 / 白蛋白结合型紫杉醇和卡铂（paclitaxel plus carboplatin，TC）联合安罗替尼和 PD-1 抑制剂治疗晚期食管癌的疗效和安全性，研究分为三组，A 组给予安罗替尼 +PD-1 抑制剂 +TC；B 组给予 PD-1 抑制剂 +TC；C

组只给予 TC。截至 2022 年 9 月 20 日，共有 90 例患者被纳入研究，88 例患者可进行疗效评估。A 组 28 例患者中有 25 例患者达到 PR，B 组 30 例患者中有 13 例患者达到 PR，C 组 30 例患者中有 7 例患者达到 PR。A 组 ORR 为 89.3%，B 组为 43.3%，C 组为 23.3%；A 组 DCR 为 100%，B 组为 96.7%，C 组为 83.3%；中位 PFS 未达到。在三组中，任意级别的 TRAE 发生率均为 100%，3 级 TRAE 发生率分别为 23.3%、16.7% 和 13.3%；最常见的 3 级 TRAE 为血小板减少（6.7%）、白细胞减少（5.6%）和中性粒细胞减少（5.6%）；未发生 4 级或 5 级的 TRAE。研究结果表明，在免疫联合化疗的基础上联合安罗替尼作为 ESCC 患者的一线治疗，显示出较高的 ORR（89.3%），且安全性可控。

(15) 卡度尼利单抗联合紫杉醇和顺铂一线治疗 ESCC，是一项多中心开放标签临床试验[37]，旨在评估卡度尼利单抗（10 mg/kg，静脉滴注，每 3 周第 1 天注射）联合紫杉醇和顺铂一线治疗晚期 ESCC 的疗效和安全性，联合治疗 6 个周期后，使用卡度尼利单抗单药继续治疗最长 24 个月。主要终点是 ORR，次要终点包括 PFS、OS、DCR 和安全性。结果显示，截至 2023 年 9 月 21 日，共纳入 22 例患者，中位年龄 61 岁，50.0% 为 PD-L1 CPS＜10 分患者。在 15 例可评估疗效的人群中，13 例患者达到 PR，2 例患者评估为疾病稳定（stable disease，SD），ORR 为 86.7%，DCR 为 100.0%，中位 PFS 和 OS 还未观察到。在 PD-L1

CPS≥10 分和 PD-L1 CPS＜10 分的可评估患者中，ORR 分别为 83.3%（5/6）和 88.9%（8/9）。7 例（31.8%）患者出现 3~4 级 TRAE，主要包括中性粒细胞减少症（22.7%）、白细胞减少症（9.1%）和低钠血症（9.1%），其中 3 例（13.6%）患者出现免疫相关不良事件，无 5 级 TRAE 发生。无论 PD-L1 表达高低，卡度尼利单抗联合化疗作为晚期 ESCC 的一线治疗显示出良好的 ORR 和可控的安全性。

二、晚期食管癌二线及后线治疗的治疗原则

推荐意见 8：对于一线治疗进展且既往未接受 ICI 治疗的鳞癌患者，二线免疫治疗推荐使用 PD-1 抑制剂单药；或者双特异性抗体。

（证据等级：1 类，推荐级别：Ⅰ级推荐，专家共识：100%）

治疗方案：卡瑞利珠单抗、帕博利珠单抗（PD-L1 CPS≥10 分）、纳武利尤单抗、替雷利珠单抗。

（证据等级：2 类，推荐级别：Ⅰ级推荐，专家共识：91.7%）

治疗方案：卡度尼利单抗。

推荐意见 9：对于免疫治疗后进展的患者，可以考虑使用化疗联合基于 PD-1 靶点的双特异性抗体；或者 ICI 联合抗血管生成药物治疗。

（证据等级：2 类，推荐级别：Ⅰ级推荐，专家共识：94.4%）

治疗方案：卡度尼利单抗。

（证据等级：3 类，推荐级别：Ⅱ级推荐，专家共识：94.4%）

推荐意见 10：对于免疫治疗后进展的患者，推荐参加相关临床研究。

（证据等级：3 类，推荐级别：Ⅰ级推荐，专家共识：100%）

（1）KEYNOTE-181 研究[7]是一项全球随机开放标签的 II 期临床试验，纳入 628 例一线治疗后疾病进展的复发性局部晚期或转移性食管癌患者。研究结果显示，在 PD-L1 CPS≥10 分的患者中，帕博利珠单抗组 mOS 时间为 9.3个月，化疗组为 6.7 个月（HR=0.69，95% CI 0.52～0.93，P=0.0074），12 个月 OS 率分别为 43% 和 20.4%。中位随访7 个月后，帕博利珠单抗与化疗组 OS 无显著统计学差异（HR=0.89，95% CI 0.75～1.05，P=0.056 0）。而在 PD-L1表达 CPS≥10 分亚组患者（222 例）中，帕博利珠单抗组的 mOS 时间为 9.3 个月，而化疗组的 mOS 时间为 6.7 个月，1 年生存率分别为 43% vs. 20%。两组生存率具有显著统计学差异（HR=0.69，95% CI 0.52～0.93，P=0.007 4）。鳞癌亚组（401 例），帕博利珠单抗组与化疗组 mOS 时间分别为 8.2 个月和 7.1 个月（HR=0.78，95% CI 0.63～0.96，P=0.009 5），但尚未达到研究预期设定的统计学显著性。

（2）ESCORT 研究[11]是一项随机开放性的 III 期临床试验，评估卡瑞利珠单抗作为晚期或转移性 ESCC 二线治疗的有效性和安全性。研究入组患者 457 例，按 1 : 1 随机分配接受卡瑞利珠单抗或研究者选择的化疗方案（多西他赛或伊立替康）。卡瑞利珠单抗组 mOS 时间为 8.3 个月，化疗组为 6.2 个月（HR=0.71，95% CI 0.57～0.87，P=0.001 0）。Kaplan-Meier 评估的卡瑞利珠单抗组和化疗组 6 个月和 12个月 OS 率分别为 63% vs. 55% 和 34% vs. 22%。亚组分析显示，在所有纳入的亚组中，卡瑞利珠单抗组与化疗组相比生存优势有显著差异。基线评估 PD-L1≥1% 的患者，卡瑞利珠单抗组和化疗组的 mOS 时间分别为 9.2 个月 vs. 6.3 个月（HR=0.58，95% CI 0.42～0.81，P=0.001 4）。卡瑞利珠单抗组的中位 DOR 时间为 7.4 个月，化疗组为 3.4 个月（HR=0.34，95% CI 0.14～0.92，P=0.017）。

（3）RATIONALE 302 研究[30]是一项全球多中心随机安慰剂对照的开放标签Ⅲ期临床试验，旨在探索替雷利珠单抗对比化疗用于晚期食管鳞癌二线治疗的疗效与安全性。结果显示，在 ITT 人群中，替雷利珠单抗治疗组 OS 时间达 8.6 个月，化疗组为 6.3 个月，具有显著的统计学差异（HR=0.70，95% CI 0.57～0.85，P=0.000 1）。在 PD-L1 TAP≥10% 人群中，替雷利珠单抗组 OS 时间获益更加显著，达 10.3 个月，而化疗组仅为 6.8 个月。此外，在 ITT 人群中，替雷利珠单抗组 ORR 为 20.3%，中位 DOR 时间达 7.1 个月，而化疗组为 9.8% 和 4.0 个月。

（4）免疫联合靶向、PD-1/CTLA-4 双特异性抗体联合化疗二线治疗晚期食管癌的探索

① AdvanTIG-203 研究[38]是一项 TIGIT 抑制剂 Ociperlimab 与替雷利珠单抗联合用于一线化疗进展的 PD-L1 TAP≥10% 晚期食管鳞癌患者二线治疗的随机Ⅱ期临床试验。入组 125 例患者随机分配到 Ociperlimab+ 替雷利珠单抗联用的试验组和安慰剂 + 替雷利珠单抗的对照组，主要终点为 ORR。结果显示，试验组 ORR 数值较对照组有所提升（30.6% vs. 20.6%），但没有达到统计学显著差异

（ *P*=0.211 4）。两组的 mOS 时间（10.1 个月 vs. 9.3 个月）与中位无进展生存期（median progression-free survival，mPFS）时间（3.4 个月 vs. 3.5 个月）均没有显著差异，但OS 数据尚未成熟。两组安全性相当。该结果提示 TIGIT 抑制剂与 PD-1 抑制剂联合治疗有一定提升疗效潜能，但仍需探索疗效预测指标，以进一步富集获益人群。

②ALTER-E-006 研究 [39] 是一项针对既往免疫治疗的晚期食管癌患者的多中心回顾性真实世界研究，该研究纳入既往接受过一种抗 PD-1/PD-L1/CTLA-4 药物（单药或联合）治疗，但未经抗血管药物治疗的晚期 ESCC 患者，用安罗替尼联合 ICI 进行免疫联合再挑战治疗。2019 年 9 月至 2022 年 11 月，本试验共纳入 96 例患者。结果显示患者的 ORR 为 21.9%（95% CI 0.14～0.31），DCR 为 67.7%（95% CI 0.57～0.77），中位 OS 为 10.97 个月（95% CI 8.83～13.11），12 个月和 24 个月的 OS 率分别为 45.78% 和 27.55%，中位 PFS 为 6.31 个月（95% CI 5.10～7.52）。结果初步表明，安罗替尼联合 PD-1 抑制剂治疗既往免疫经治晚期 ESCC 患者展示出较好的疗效和安全性。

③COMPASSION-03（AK104-201）研究 [40] 评估了 PD-1/CTLA-4 双特异性抗体治疗晚期实体瘤和联合化疗治疗晚期不可切除或转移性胃或胃食管结合部（G/GEJ）腺癌的疗效与安全性。其中纳入 22 例既往接受不超过一线系统性治疗失败的 ESCC 患者，截至 2022 年 1 月 8 日，共入组 22 例 ESCC 患者（17 例均为 2 线单药治疗），研究

者评估的 ORR 为 18.2%（4/22）、DCR 为 50%（11/22）、mPFS 时间为 3.48 个月、mOS 时间为 9.4 个月、6 个月 OS 率为 60.6%、12 个月 OS 率为 39.8%、中位 PFS 时间为 3.5 个月、6 个月 PFS 率为 30.4%、12 个月 PFS 率为 15.2%，显示了 PD-1/CTLA-4 双特异性抗体的初步疗效。

三、局部晚期食管癌的治疗原则

1. 可切除食管癌围术期的新辅助／辅助治疗

推荐意见 11：具有淋巴结转移、低分化、高 T 分期等高危因素的可切除患者应作为新辅助免疫联合治疗首选人群，推荐在临床研究范畴内患者充分知情同意后开展。

（证据等级：2 类，推荐级别：Ⅱ级推荐，专家共识：100%）

推荐意见 12：新辅助免疫治疗前需 MDT 团队全面评估患者病史及整体状况，筛查免疫治疗相关禁忌证。

（证据等级：2 类，推荐级别：Ⅱ级推荐，专家共识：97.2%）

推荐意见 13：新辅助免疫治疗方案应结合各医院药物可及性及医保政策，综合考虑治疗效果、手术时机、经济性以及患者依从性等自主选择；推荐 ICI 联合化疗方案用药周期为 2~4 周期，化疗方案推荐紫杉类／铂类为基础的治疗方案。

（证据等级：2 类，推荐级别：Ⅱ级推荐，专家共识：97.2%）

推荐意见 14：术后辅助治疗方案是否使用 ICI 应由 MDT 团队进行综合评估后制订。

（证据等级：2 类，推荐级别：Ⅱ级推荐，专家共识：100%）

其中，局部晚期食管或食管胃交界癌经新辅助同步放化疗联合 R$_0$ 切除后病理评估非病理完全缓解患者，术后辅助纳武利尤单抗。

（证据等级：1 类，推荐级别：Ⅰ级推荐，专家共识：97.2%）

对于局部晚期可切除食管癌患者，新辅助治疗目标是提高切除率，包括 R_0 切除率，并减少局部和全身复发，从而改善疾病的 OS，但目前食管癌新辅助化疗方案疗效比较有限[41]。近年来，ICI 联合化疗在局部晚期食管癌的新辅助治疗领域展开探索（表 3–1），从系列研究结果可以看出新辅助免疫联合化疗病理完全缓解（pathological complete response，pCR）率为 20.0%～50%，MPR 率为 24.0%～72.4%，较新辅助化疗有了明显的提升，但仍需 Ⅲ 期临床试验进一步验证。

（1）ESCORT-NEO/NCCES01 研究[42] 一项多中心随机的三臂平行对照的 Ⅲ 期临床试验，研究入组 391 例局部晚期可切除食管鳞癌（$T_{1b\sim3}N_{1\sim3}M_0$ 或 $T_3N_0M_0$）患者，并随机（1∶1∶1）分为三组，进行两周期的新辅助治疗。A 组：卡瑞利珠单抗联合白蛋白紫杉醇和顺铂（Cam+nab-TP）；B 组：卡瑞利珠单抗联合紫杉醇和顺铂（Cam+TP）；C 组：紫杉醇和顺铂（TP）。主要研究终点为盲态独立评审委员会（Blinded Independ Review Committee，BIRC）评估的 pCR 率和研究者评估的无事件生存（event-free survival，EFS）。次要终点包括主要病理缓解（major patho logic response，MPR）率、R_0 切除率、无病生存（disease-free survival，DFS）、OS 和安全性。在 ITT 人群中，BIRC 评估的 A 组（28.0%）和 B 组（15.4%）pCR 率均显著优于 C 组（4.7%）（$P<0.000\,1$，$P=0.003\,4$），且 A 组和 B 组均达到了主要终点。该研究初步证实了新辅助免疫联合化疗

表 3-1 食管癌新辅助免疫化疗的相关临床研究

临床试验	最新发表年份	分期	研究人群	新辅助治疗方案	治疗周期数	纳入例数	主要终点	pCR (%)	MPR (%)	R_0 切除率(%)
PD-1 联合化疗										
ESCORT-NEO[42]	2024	Ⅲ期	Ⅱ～ⅣA期	卡瑞利珠单抗 + nab-TP	2	391	pCR 率和 EFS	28.0	59.1	99.1
				卡瑞利珠单抗 + TP				15.4	36.2	95.7
NICE[43,44]	2024	Ⅱ期	Ⅲ～Ⅳ期	卡瑞利珠单抗 +nab-TC	2	60	pCR	39.2	—	98.0
JS001-ISS-CO143[45]	2023	Ⅱ期	Ⅱ～ⅣA期	特瑞普利单抗 + 白蛋白紫杉醇 + 替吉奥	2	60	MPR	29.1	49.1	98.2
KEEP-G 03[46]	2023	Ⅱ期	Ⅱ～Ⅲ期	信迪利单抗 + 紫杉醇脂质体 + 顺铂 + 替吉奥	2	30	安全性和手术可行性	20.0	50.0	100.0
TD-NICE[47]	2022	Ⅱ期	Ⅱ～ⅣA期	替雷利珠单抗 +nab-TC	3	45	pCR	50.0	72.0	80.5
PEN-ICE[48]	2022	Ⅱ期	Ⅱ～ⅣA期	帕博利珠单抗 + 紫杉醇 + 奈达铂	3	13	安全性和有效性	46.2	69.2	84.6
Keystone-001[49]	2022	Ⅱ期	Ⅲ期	帕博利珠单抗 +TP	3	42	MPR 和安全性	41.4	72.4	100.0
NIC-ESCC2019[50]	2022	Ⅱ期	Ⅱ～ⅣA期	卡瑞利珠单抗 +nab-TP	2	56	pCR	31.4	—	100.0

（续表）

临床试验	最新发表年份	分期	研究人群	新辅助治疗方案	治疗周期数	纳入例数	主要终点	pCR (%)	MPR (%)	R₀切除率(%)
GASTO-1056[51]	2022	Ⅱ期	Ⅱ~Ⅲ期	卡瑞利珠单抗+白蛋白紫杉醇+卡铂	2	23	安全性和可行性	31.3	68.8	93.8
ESPRIT[52]	2021	Ⅱ期	Ⅱ A~Ⅲ B 期	卡瑞利珠单抗+紫杉醇+奈达铂	2~4	56	pCR	35.0	55.0	100.0
ChiCTR1900026593[53]	2021	Ⅱ期	Ⅱ~ⅣA期	信迪利单抗+nab-TC	2	45	MPR	22.2	44.4	97.8
ESONICT-1[54]	2021	Ⅱ期	Ⅲ~ⅣA期	信迪利单抗+nab-TP	2	30	pCR和安全性	21.7	52.2	100.0
PD-L1 联合化疗免疫单药										
NCT04460066[55]	2023	Ⅱ期	Ⅰ b~Ⅱ期	索卡佐利单抗+nab-TP	4	64	MPR	44.1	69.0	
NATION-1907[56]	2023	Ⅰ b 期	Ⅱ~Ⅳ期	阿得贝利单抗	2	30	安全性和可行性	8.0	24.0	92.0
PD-1 联合放化疗										

（续表）

临床试验	最新发表年份	分期	研究人群	新辅助治疗方案	治疗周期数	纳入例数	主要终点	pCR (%)	MPR (%)	R₀切除率(%)
NEOCRTEC1901[57]	2023	II期	II~IVA期	特瑞普利单抗+TP+放疗	2	44	pCR	50.0	—	98.0
REVO[58]	2023	II期	II~IV期	卡瑞利珠单抗+nab-TP	2~4	41	pCR	40.6	62.5	100.0
				卡瑞利珠单抗+nab-TP+放疗	2	44		35.7	71.4	100.0
PALACE-1[59]	2021	Ib	II~IVA期	帕博利珠单抗+TC+放疗		20	安全性	56.0	89.0	94.0

TP. 紫杉醇+顺铂；nab-TP. 白蛋白紫杉醇+顺铂；TC. 紫杉醇+卡铂；nab-TC. 白蛋白紫杉醇+卡铂；pCR. 病理完全缓解；MPR. 主要病理学缓解

的 pCR 率优于新辅助化疗，未来期待其生存数据的进一步更新。

（2）新辅助免疫化疗与新辅助免疫放化疗的对比探索，REVO 研究[58]是一项多中心随机开放 Ⅱ 期临床试验，采用非劣效性试验设计。研究招募 18—75 岁，临床分期为 $T_{1b\sim4a}N_{1\sim3}M_{0\sim1}$（仅锁骨上转移）期或 $T_{3\sim4a}N_0M_{0\sim1}$（仅胸骨上转移）期可切除的局部晚期胸段食管癌患者，体力状况评分为 0 或 1 分。共 85 例患者入组，随机分配至卡瑞利珠单抗联合化疗（ICT 组 41 例）与同步放化疗（CRT 组 44 例）。截至 2023 年 4 月，ICT 组和 CRT 组分别有 32 例和 28 例患者接受了手术。ICT 组的 pCR 率和 MPR 率分别为 40.6% 和 62.5%，CRT 组为 35.7% 和 71.4%；ICT 组和 CRT 组的 ORR 分别为 84.4% 和 85.0%。安全性方面，ICT 组 3 级以上不良事件的发生率为 22.0%，CRT 组为 31.8%。从数据上看，ICT 组达到了非劣效终点，且安全性优于 CRT 组。因此，对于局部晚期食管鳞状细胞癌患者，新辅助卡瑞利珠单抗联合化疗并不劣于同步 CRT，最终的结果和长期的生存结局值得期待。

（3）ICI 在辅助治疗的探索，CheckMate-577 研究[4]是一项全球随机双盲安慰剂对照的 Ⅲ 期临床试验。研究纳入 794 例既往接受新辅助放化疗的 R_0 切除 Ⅱ / Ⅲ 期且有病理残留的患者，按 2：1 随机分配接受纳武利尤单抗（240mg，14 天为一个周期，16 周）序贯纳武利尤单抗（480mg，28

天为一个周期），或者安慰剂治疗。辅助治疗至多持续 1 年，主要终点为 DFS。结果显示，中位随访 24.4 个月时，分别有 532 例、262 例患者接受了纳武利尤单抗、安慰剂治疗，中位 DFS 时间分别为 22.4 个月和 11 个月（HR=0.69，$P<0.001$）。中位无远处转移生存期分别为 28.3 个月（95% CI 21.3～无法估计）和 17.6 个月（95% CI 12.5～25.4）（HR=0.74，95% CI 0.60～0.92）。两组 3～4 级不良反应和严重不良反应相似，与药物相关的不良反应纳武利尤单抗组更多。

2. 不可手术切除的局部晚期食管癌

推荐意见 15：不可手术切除局部晚期食管癌，根治性同步放化疗是标准治疗。ICI 治疗尚缺乏充分循证医学证据，推荐在临床研究范畴内开展。

（证据等级：2 类，推荐级别：Ⅱ级推荐，专家共识：97.2%）

EC-CRT-001 研究[60] 是一项在中山大学肿瘤防治中心独立进行的单臂、Ⅱ期临床试验，研究共入组 49 例不可手术且未经系统治疗的局部晚期 ESCC 患者，所有患者接受同步放化疗联合特瑞普利单抗免疫治疗，主要研究终点是放疗后 3 个月的肿瘤消退率，研究结果显示在局部晚期 ESCC 患者中应用特瑞普利单抗联合同步放化疗使肿瘤消退率达到了 62%，安全性可接受。EC-CRT-001 研究首次证实了免疫治疗联合同期放化疗对于不可切除的局部晚期食管鳞癌患者是有效且安全的。

一项国内多中心单臂Ⅱ期临床试验[61]（NCT03985046），纳入了局部晚期食管癌患者，在诱导期，患者接受2个周期的信迪利单抗、紫杉醇和卡铂治疗，每21天1次。随后患者接受5个周期的卡铂和紫杉醇治疗，每周1次，同期放疗50.4 Gy，分28次。主要终点为2年的局部控制率。采用免疫荧光和灌注CT检测诱导期前后的缺氧和血管正常化情况。2019年10月至2021年4月，共75例食管癌患者参加该项研究。存活患者的中位随访时间为33.6个月（四分位距为29.3～35.7）。研究结果2年局部控制率为81.7%（95% CI 0.72.～0.90），远高于同期放化疗组（71.3%）。活检标本和灌注CT均可见血管正常化和缺氧减轻。研究证实，在标准同步放化疗的基础上加入诱导免疫治疗可以通过促进血管正常化和缓解缺氧，提高局部晚期食管癌作为非手术治疗的放射敏感性，从而提高局部控制率。

一项探索不可切除的局部晚期ESCC患者同步放化疗后续贯阿替利珠单抗治疗的多中心Ⅱ期临床试验结果显示[62]，根治性放化疗序贯阿替利珠单抗的cCR率可达42.1%，中位PFS时间和OS时间分别为3.2个月和31.0个月，整体安全性可控，原发队列中3～5级肺炎发生率为5%。

KEYNOTE975研究、RATIONAL-311研究、ESCORT-CRT研究、KUNLUN研究正在进行中，旨在评估帕博利

珠单抗、替雷利珠单抗、卡瑞利珠单抗和度伐利尤单抗联合根治性放化疗（definitive chemoradiotherapy，dCRT）vs. 安慰剂 +dCRT 治疗局部晚期食管癌患者的疗效和安全性。

第4章　食管癌免疫治疗不良反应及管理

免疫相关不良反应（immune-related adverse event，irAE）是免疫治疗特有的一类治疗相关不良反应。人体接受 ICI 治疗后，免疫系统被过度激活，正常组织受到攻击，从而表现为各种不良反应。irAE 几乎可以波及所有器官和系统。基于 ICI 作用机制，irAE 可在治疗中的任意时间发生，也可在治疗结束后数月才发生，因此需要对 ICI 治疗的患者进行全程管理。

一、晚期食管癌 irAE 监测与管理

推荐意见 16：食管癌 irAE 管理应遵循"预防 – 评估 – 诊断 – 治疗 – 随访"全流程，早期识别、全面评估、及时合理治疗。有条件的医院应设立 MDT 团队。
（证据等级：2 类，推荐级别：Ⅱ级推荐，专家共识：100%）
推荐意见 17：irAE 通常发生在 ICI 首次治疗后的数周至数月；即便停用 ICI 后，也可能因迟发毒性而出现不良反应。对于接受 ICI 治疗的患者，应实施全面、全人、全程监测和管理。
（证据等级：2 类，推荐级别：Ⅱ级推荐，专家共识：100%）

在开始 ICI 治疗前，应当完善基线检查和风险评估，建议包括心肺功能、肝肾功能、甲状腺等内分泌功能基线检查，排除禁忌证，并告知患者 irAE 相关的情况。有基础疾病的患者应用 ICI 治疗前需额外完善基础疾病相关的基线检查并进行动态监测。

在治疗过程中，血常规、生化检查应在每次治疗之前（或至少每 4 周）进行；甲状腺等内分泌功能应每 3～6 周进行 1 次。治疗结束后，在随访过程中应每 6～12 周对上述指标进行复查。

发生 irAE 后应该确定发生的原因。如果非 ICI 所致，采取相应的对症管理；如果判定为 ICI 所致，应当及时评估 irAE 严重程度，根据 irAE 分级选择不同的管理方式。

推荐意见 18：建议使用患者报告结局的管理模式，及时、有效地对未发生或已发生的不良反应进行处理。
（证据等级：2 类，推荐级别：Ⅱ级推荐，专家共识：100%）

KEYNOTE-590 研究 [6] 显示，在接受帕博利珠单抗联合化疗的患者中，全级别 irAE 发生率为 26%，3 级及以上不良反应发生率为 7%，而只接受化疗的患者中，全级别 irAE 的发生率为 12%，高级别为 2%；联合化疗组最常见的 irAE 包括甲状腺功能减退、肺炎和甲状腺功能亢进。ORIENT-15 研究 [9] 中，患者接受信迪利单抗联合化疗后，全级别 irAE 的发生率为 47%，最常见的不良反应为皮疹、甲状腺功能障碍，3 级及以上不良反应发生率则为 10%。此外，当度伐利尤单抗联合放化疗时，一项纳入 33 例晚期食管腺癌患者的临床试验结果[63] 显示 17% 的患者出现 irAE，最常见的不良反应为皮肤毒性、消化道毒性和甲状腺功能障碍；3 级及以上不良反应发生率为 12%。一项 2022 年发表的临床试验 Meta 分析数据则显示，ESCC 使用 ICI 联合化疗出现不良反应的风险并不显著高于单用化疗[64, 65]。

一项纳入 120 例肺癌患者的随机对照研究结果显示[66]，采取基于患者报告结局的微信平台护理管理模式的试验组患者皮疹、瘙痒持续时间均显著低于对照组（$P < 0.05$），满意度显著高于对照组（$P < 0.05$）；1、2 级斑丘疹 / 皮疹、瘙痒、胃肠道反应及其他不良反应持续时间均显著低于对照组（$P < 0.05$）；两组不良反应发生率无差异。

二、围术期 irAE 监测与管理

推荐意见 19：尚无确切证据表明新辅助 ICI 治疗会影响手术的操作或安全性。

（证据等级：2 类，推荐级别：Ⅱ级推荐，专家共识：100%）

推荐意见 20：新辅助 ICI 治疗后，手术前需再次评估甲状腺等内分泌功能。

（证据等级：2 类，推荐级别：Ⅱ级推荐，专家共识：100%）

总体而言，新辅助免疫化疗安全性较好，而新辅助免疫联合放化疗不良反应较大，但由于各研究间不同的治疗方式、不同免疫治疗药物，不良反应存在差异。

一项真实世界多中心回顾性研究显示[67]，新辅助治疗方案为 ICI 单用的中国食管癌患者（41 例），irAE 的总发生率为 19.5%，没有出现 3 级以上的不良反应；接受 ICI 联合化疗的患者（299 例），irAE 的总发生率为 21.1%，3～4 级不良反应发生率为 2.3%，1.0% 的患者因不良反应导致死亡；接受 ICI 联合放化疗的患者（30 例），irAE 的总发生率为 23.3%，3～4 级不良反应发生率为 3.3%，另有 3.3% 的患者因不良反应导致死亡。对于 3 种治疗方案而言，最常见的 irAE 包括皮疹和瘙痒、肝炎、甲状腺功能障碍。在 ICI 联合放化疗的患者中，免疫相关性肺炎的发生率为 10%，明显高于 ICI 单用（2.4%）和联用化疗方案（1.7%）。应用 ICI 后，应通过监测包括血常规、血生化等检查，预判 irAE 发生风险并及时诊治，必要时多学科会诊。

食管癌术后常见并发症为吻合口瘘、肺部并发症、心血管并发症[68]。术后结合患者基线病情、营养状况、行为状况、脏器功能及免疫相关性指标进行综合评估，免疫力低下、基础肺功能差的患者，肺炎风险相对高；心血管病史及心血管功能差的患者，心血管并发症风险相对高；营养差的患者，需重视围术期营养支持。

三、最常见的 irAE 及管理

1. 皮肤不良反应

皮肤不良反应是最常见的一类 irAE，通常出现较早，在治疗前两个周期即可出现，其临床表现广泛多样，如躯干或四肢的斑丘疹[69]等。常见的轻微皮肤不良反应，一般不需要患者住院处理，可以口服或外用涂抹的药物对症缓解。大多数皮肤不良反应严重程度较低且不会导致免疫治疗中止，但有研究报道少数 ICI 导致的皮肤 irAE 表现为具有致死性的大疱性皮肤病[70]，需要住院接受治疗，并中止 ICI 的使用（图 4-1）[71]。

2. 免疫治疗相关皮肤疾病管理要点

开始 ICI 治疗前，应对患者的皮肤和黏膜进行全面检查；询问皮肤病史，例如银屑病或伴皮肤表现的自身免疫性疾病。如果可能，应评估和确认 ICI 治疗与皮肤 AE 的相关性；评估皮肤 AE 的严重程度，并评估是否需要专家建议或转诊[72,73]。

3. 内分泌不良反应

免疫相关内分泌不良反应可涉及多个器官，包括甲状腺、垂体、肾上腺和胰腺等，可表现为甲状腺功能亢进、甲状腺功能减退、垂体炎、1 型糖尿病和原发性肾上腺功能不全[73,74]。既往研究显示内分泌不良反应的发生与治疗方案相关[75]。使用 PD-1/PD-L1 抑制剂更容易发生甲状腺功能障碍，CTLA-4 抑制剂更容易导致垂体炎，而 CTLA-4

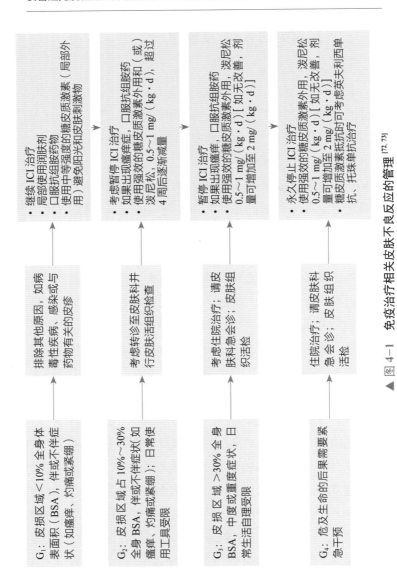

▲ 图 4-1 免疫治疗相关皮肤不良反应的管理[72, 73]

和 PD-1 抑制剂联用则会增加肾上腺功能障碍的风险。与其他系统相似，CTLA-4 和 PD-1 抑制剂的药物联用会增加不良反应的发生[76, 77]。免疫相关性内分泌毒性通常症状轻微，但也会出现危及生命的情况（甲状腺危象、糖尿病酮症酸中毒等）[78, 79]。ICI 介导的不良反应常导致内分泌器官的永久性损伤，患者通常需要终生补充激素。目前缺少糖皮质激素长期应用治疗免疫相关内分泌不良反应的证据，但糖皮质激素可能可以减轻急性炎症的症状，如垂体炎、肾上腺炎等（图 4-2）[80, 81]。

4. 免疫治疗相关甲状腺疾病管理要点

ICI 治疗期间，如果患者出现无法解释的乏力、体重增加、毛发脱落、畏寒、便秘、抑郁和其他症状，需要考虑甲状腺功能减退的可能；如果患者出现无法解释的心悸、出汗、进食和便次增多和体重减少，需要考虑甲状腺功能亢进的可能[72, 73]。

2 级以上免疫相关甲状腺功能减退症中，应给予有症状患者激素替代治疗（左甲状腺素钠，50～100 μg/d），并应在数周内增加剂量，直至促甲状腺激素水平恢复正常。仅应在症状严重时（≥3 级）中断 ICI 治疗[72, 73]。

对于有症状的甲状腺功能亢进（≥2 级），应中断 ICI 治疗并开始使用 β 受体阻滞剂治疗。腺体炎症或症状严重时可能需要短期口服醋酸泼尼松龙 0.5～1 mg/（kg·d）。无症状患者应重新开始 ICI 治疗[72, 73]。

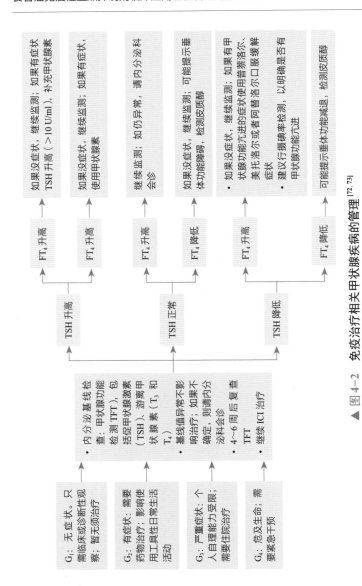

▲ 图 4-2　免疫治疗相关甲状腺疾病的管理 [72, 73]

5. 消化道不良反应

免疫相关消化道不良反应发生率仅次于皮肤不良反应，临床上通常表现为腹泻或结肠炎，多发生于免疫治疗开始后的 6～8 周 [82, 83]。与皮肤不良反应相似，CTLA-4 抑制剂与更高的消化道不良反应相关，CTLA-4 单药应用时，30%～40% 患者出现了腹泻症状；CTLA-4 抑制剂和 PD-1/PD-L1 抑制剂联用时不良反应发生率明显升高 [84, 85]。既往研究显示对于黑色素瘤、非小细胞肺癌及肾细胞癌等不同癌种，消化道不良反应的发生率无明显差别 [86]。糖皮质激素是治疗消化道不良反应的一线药物，40%～60% 患者的症状可以经糖皮质激素治疗而缓解，现有证据证实英夫利西单抗可有效治疗重度结肠炎（图 4-3）[87, 88]。

6. 免疫相关腹泻和小肠结肠炎管理要点

发生腹痛、腹泻等症状的患者要警惕免疫相关性胃肠毒性的可能。对于严重腹泻或持续的 2 级及以上的腹泻患者推荐乙状结肠镜或结肠镜检查以进一步明确诊断。对于胃肠毒性后再次使用 ICI 需要根据具体情况平衡风险，应根据个人情况，并在多学科团队基础上讨论后决定 [72, 73]。

7. 肝脏不良反应

免疫相关性肝毒性发生率低于消化道不良反应，通常症状轻微，最常见的肝脏不良反应为谷草转氨酶和谷丙转氨酶升高，但极少数情况下很可能迅速发展为严重不良反应，甚至会危及生命 [89, 90]。既往研究报道 CTLA-4 抑制剂的免疫相关肝脏不良反应发生率为 5%～10%，PD-1/PD-L1

G₁: 无症状；1 级腹泻≤4 次 / 天

- 只需临床或诊断性观察
- 实验室检查：血常规、肝肾功能、电解质、甲状腺功能
- 粪便检查：镜检白细胞、虫卵、寄生虫、病毒、艰难梭菌毒素、隐孢子虫和培养耐药病原体，以排除感染

- 继续 ICI 治疗
- 对症处理：低纤维饮食，避免高纤维 / 乳糖饮食，必要时口服补液，使用止泻药物

G₂: 腹痛；粪便黏液或带血（2 级腹泻频率 4～6 次 / 天）

- 实验室检查和粪便检查同上，排除感染
- 有结肠炎体征行胃肠 X 线检查
- 急诊结肠镜检查和活检

- 暂停 ICI 治疗
- 口服泼尼松 1 mg /（kg·d），4～6 周；如 48～72 h 激素治疗无改善或加重，增加剂量至 2 mg /（kg·d）；根据肠镜检查结果考虑加用英夫利西单抗时（使用单抗时，维多珠单抗使用时间可缩短）；如果激素减量至糖皮质激素治疗已完成，肠镜检查和组织学检查证明肠炎症状已消退（也可查肠组织学检查钙卫蛋白），可考虑重启 ICI

G₃: 剧烈腹痛；排便习惯改变；需要药物干预治疗；腹膜刺激症状（3 级腹泻频率≥7 次 / 天）
G₄: 症状危及生命；需要紧急干预治疗

- 实验室检查和粪便检查同上，排除感染
- 有结肠炎体征推荐腹盆腔增强 CT
- 预约结肠镜检查和活检
- 每天复查血常规、肝肾功能和电解质、CRP

- G₃ 暂停 ICI 治疗（禁食、流食、全肠外营养）补液（使用止泻药物对症处理静脉用英夫利昔 2 mg /（kg·d）；G₄ 永久停用 ICI 治疗；G₃、G₄ 永久停用 ICI 治疗；饮食指导（禁食、流食、全肠外营养）静脉用英夫利昔 2 mg /（kg·d）无须等待结肠镜检查即可开始激素治疗如 48 h 激素治疗无改善或加重，在继续应用激素的同时考虑尽早加用英夫利西单抗或维多珠单抗（使用单抗时，糖皮质激素使用时间可缩短）

▲ 图 4-3 免疫相关腹泻和小肠结肠炎的管理 [72, 73]

CPP. C 反应蛋白

抑制剂的发生率仅为 1% 左右；而当 CTLA-4 抑制剂和 PD-1/PD-L1 联合应用时不良反应发生率显著升高，全级别肝脏不良反应发生率约为 30%，高级别约为 20%[91, 92]。糖皮质激素仍是肝脏不良反应的一线治疗药物，部分严重肝炎可用吗替麦考酚酯治疗[88, 93]。

8. 呼吸系统不良反应

ICI 相关性肺炎（check point inhibitor pneumonitis, CIP）在食管癌的免疫治疗过程中虽然发生率不高，但其潜在的风险和严重性不容忽视，因此临床上对此给予了高度关注和重视。PALACE-01 研究[58]显示，新辅助免疫联合放化疗肺炎发生率高达 20%。由于 CIP 缺乏典型的临床症状和影像学表现，因此应用 ICI 治疗的患者出现新发呼吸系统症状如咳嗽、喘息、呼吸困难等，应重视并谨慎评估，首选胸部 CT 影像学检查[72, 73]。

9. 其他不良反应

其他系统或器官的不良反应，包括心脏毒性、神经毒性，过去被认为临床症状严重，但发生率较低。最新的证据显示，这些不良反应的发生率很可能高于普遍认知。如心血管毒性，过去关于此类不良事件的报道较少，但最近的研究证实，接受 ICI 治疗的患者，在中位时间为 13 个月的随访中，有 10% 出现了主要心血管不良事件。而临床上这些心血管不良事件的发生很可能与预后不良相关[94, 95]。

神经毒性也需要临床医生引起关注，这些不良事件在临床上诊断复杂，但又通常表现为较高级别，需要及时治疗。

对于少见 irAE 诊断和管理，要求多学科团队的共同协作 [96, 97]。

四、食管癌免疫治疗期间的整合治疗

1.营养状态评估及管理

推荐意见 21：食管癌患者出现营养不良或存在营养不良风险时，应请营养专科医生进行评估，及早开展个性化营养干预，定期随访监测营养干预效果。

（证据等级：2 类，推荐级别：Ⅱ级推荐，专家共识：100%）

营养不良对恶性肿瘤患者的不利影响贯穿其整个病程，中国常见恶性肿瘤患者营养状况调查显示，肿瘤患者中、重度营养不良的发病率为 58.2%，尤其是上消化道肿瘤，胰腺癌、胃癌和食管癌是营养不良最严重的 3 种肿瘤 [98]。营养不良发生率高的原因是多因素的，如肿瘤部位（引起狭窄伴部分或完全食管或胃梗阻）、手术创伤、围术期饮食控制和热量限制以及全身治疗的副作用 [99, 100]。营养不良会降低 OS、PFS、治疗耐受性，并增加了术后并发症和 TRAE 的发生频率和严重程度 [101, 102]，可能导致治疗中断，结局较差 [103, 104]。因此，临床上应及早开展个性化营养干预 [105]。

选用营养风险筛查 2002（nutritional risk screening 2002，NRS 2002）作为营养风险筛查工具行营养风险筛查，选用患者参与的主观全面评定（patient-generated subjective global assessment，PG-SGA）量表评分法作为患者营养状态评估工具行营养状态评估，将患者营养状态分为正常、可疑营养不良、中度营养不良和重度营养不良 4 个等级。营养干预包括营养补充、代谢调节、减症治疗[105]。

依据患者进食能力，选用膳食指导或营养教育、特殊医学用途配方食品强化、管饲补充营养和静脉营养输注。对于咀嚼吞咽困难、食管 – 支气管瘘、胃液反流严重患者，采取鼻肠置管饲喂或胃肠造瘘或联合肠外营养支持[106]。

食管占位局部黏膜表面水肿导致吞咽障碍，可口含利多卡因与地塞米松混合剂，每天 5～10 次。确定食管气管瘘已形成、胃液反流严重患者或仅饮水进食呛咳，需采取鼻空肠置管。重度进食哽咽和放射性食管炎患者，静注甲强龙 40 mg/d。甲地孕酮促食欲。具体食管癌患者营养治疗方式可参照中国抗癌协会肿瘤营养专业委员会制订的《食管癌患者营养治疗指南》[107]。若出现恶性肠梗阻可参考中国抗癌协会《恶性肠梗阻治疗中国专家共识（2023 年）》[108]。

2. 免疫治疗期间体力恢复和生活方式改善

在接受免疫治疗期间，应鼓励食管癌患者适度参与文化娱乐活动和体育锻炼，如轻松的散步、游泳、太极拳等中低强度运动，以促进身心健康。建议患者保持规律的生活作息，早睡早起，避免过度劳累，以维持身体和精神的平衡。同时注意情绪管理，合理释放负面情绪，保持心态的稳定与乐观。积极的心态有助于增强免疫功能。在饮食方面，应注重营养均衡，合理调整饮食结构[109]。具体的运动治疗方案可以参考中国抗癌协会肿瘤营养专业委员会组织编写的《中国恶性肿瘤患者运动治疗专家共识》[110]；心理干预方式建议参照《中国肿瘤整合诊治技术指南（CACA）·心理疗法》[111]。关于癌痛的管理可参考中国抗癌协会癌症康复与姑息治疗专业委员会编写的《患者自控镇痛治疗癌痛专家共识》[112]。

第5章 展 望

免疫治疗在食管癌领域取得了令人瞩目的成果，相关研究正在改变食管癌治疗的实践和患者的结局；但在临床实践中同样也面临诸多挑战，如新辅助治疗模式的选择、局部晚期不能手术患者的最佳治疗策略、免疫治疗获益人群的筛选、免疫治疗耐药、新辅助治疗后器官保留策略等。

此外，免疫检查点抑制剂联合胸腺法新等免疫调节剂的临床研究，虽然也有进展，但限于循证医学证据偏少，在本共识中未进行描述。未来，需要围绕相关问题，开展转化和临床研究，推动食管癌的精准治疗和多学科整合治疗，为食管癌患者带来更多生存获益。

利益冲突　所有作者声明不存在利益冲突。

参考文献

[1] SINCLAIR D , ISBA R , KREDO T ,et al. World Health Organization guideline development: an evaluation[J]. PloS one, 2013,8(5):e63715.

[2] 陈耀龙,杨克虎,王小钦,等. 中国制订／修订临床诊疗指南的指导原则(2022版)[J]. 中华医学杂志, 2022,102(10):697-703.

[3] BROUWERS MC , KERKVLIET K , SPITHOFF K . The AGREE Reporting Checklist: a tool to improve reporting of clinical practice guidelines[J]. BMJ, 2016,352:i1152.

[4] KELLY RJ, AJANI JA, KUZDZAL J, et al. Adjuvant nivolumab in resected esophageal or gastroesophageal junction cancer[J]. N Engl J Med, 2021, 384(13):1191-1203.

[5] DOKI Y, AJANI JA, KATO K, et al. Nivolumab combination therapy in advanced esophageal squamous-cell carcinoma[J]. N Engl J Med, 2022, 386(5):449-462.

[6] SUN JM, SHEN L, SHAH MA, et al. Pembrolizumab plus chemotherapy versus chemotherapy alone for first-line treatment of advanced oesophageal cancer (KEYNOTE-590): a randomised, placebo-controlled, phase 3 study[J]. Lancet, 2021, 398(10302):759-771.

[7] KOJIMA T, SHAH MA, MURO K,et al. Randomized phase Ⅲ KEYNOTE-181 study of pembrolizumab versus chemotherapy in advanced esophageal cancer[J]. J Clin Oncol, 2020, 38(35):4138-4148.

[8] WANG ZX, CUI C, YAO J, et al. Toripalimab plus chemotherapy in treatment-naïve, advanced esophageal squamous cell carcinoma (JUPITER-06): A multi-center phase 3 trial[J]. Cancer Cell, 2022, 40(3):277-288.e3.

[9] LU Z, WANG J, SHU Y, et al. Sintilimab versus placebo in combination with chemotherapy as first line treatment for locally advanced or metastatic oesophageal squamous cell carcinoma (ORIENT-15): multicentre, randomised, double blind, phase 3 trial[J]. BMJ, 2022, 377:e068714.

[10] LUO H, LU J, BAI Y, et al. Effect of camrelizumab vs placebo added

to chemotherapy on survival and progression-free survival in patients with advanced or metastatic esophageal squamous cell carcinoma: the ESCORT-1st randomized clinical trial[J]. JAMA, 2021, 326(10): 916-925.

[11] HUANG J, XU J, CHEN Y, et al. Camrelizumab versus investigator's choice of chemotherapy as second-line therapy for advanced or metastatic oesophageal squamous cell carcinoma (ESCORT): a multicentre, randomised, open-label, phase 3 study[J]. Lancet Oncol, 2020, 21(6):832-842.

[12] XU J, KATO K, RAYMOND E, et al. Tislelizumab plus chemotherapy versus placebo plus chemotherapy as first-line treatment for advanced or metastatic oesophageal squamous cell carcinoma (RATIONALE-306): a global, randomised, placebo-controlled, phase 3 study[J]. Lancet Oncol, 2023, 24(5):483-495.

[13] SHEN L, KATO K, KIM SB, et al. Tislelizumab versus chemotherapy as second-line treatment for advanced or metastatic esophageal squamous cell carcinoma (RATIONALE-302): a randomized phase III study[J]. J Clin Oncol, 2022, 40(26):3065-3076.

[14] HUANG J, SONG Y, KOU X, et al. Updated results of first-line serplulimab versus placebo plus chemotherapy in PD-L1–positive esophageal squamous cell carcinoma: a randomized, double-blind, multicenter phase 3 study (ASTRUM-007)[J]. 2023 ASCO Abs e16016.

[15] LI J, CHEN Z, BAI Y, et al. O-4 GEMSTONE-304: a phase 3 study of sugemalimab plus chemotherapy versus chemotherapy as first-line treatment of patients with unresectable locally advanced, recurrent or metastatic esophageal squamous cell carcinoma (ESCC)[J]. Anna Oncol, 2023, 34:S181-S182.

[16] YAP DWT, LEONE AG, WONG NZH, et al. Effectiveness of immune checkpoint inhibitors in patients with advanced esophageal squamous cell carcinoma: a meta-analysis including low PD-L1 subgroups[J]. JAMA Oncol, 2023, 9(2):215-224.

[17] WU HX, PAN YQ, HE Y, et al. Clinical benefit of first-line programmed death-1 antibody plus chemotherapy in low programmed cell death ligand 1-expressing esophageal squamous cell carcinoma: a post HOC analysis of JUPITER-06 and meta-analysis[J]. J Clin Oncol, 2023, 41(9):1735-1746.

[18] 张瑞祥,康晓征,郑庆锋,等.免疫治疗相关生物标志物在食管癌中的研究进展[J].中华胃肠外科杂志,2023,26(4):396-400.

[19] SALEM ME, PUCCINI A, XIU J,et al. Comparative molecular analyses of esophageal squamous cell carcinoma, esophageal adenocarcinoma, and gastric adenocarcinoma[J]. Oncologist, 2018, 23(11):1319-1327.

[20] DE KLERK LK, PATEL AK, DERKS S, et al. Phase II study of pembrolizumab in refractory esophageal cancer with correlates of response and survival[J]. J Immunother Cancer, 2021, 9(9):e002472.

[21] CHEN B, LIU S, ZHU Y, et al. Predictive role of ctDNA in esophageal squamous cell carcinoma receiving definitive chemoradiotherapy combined with toripalimab[J].. Nat Commun, 2024, 15(1):1919.

[22] 辇伟奇,于津浦,袁响林等.ctDNA 高通量测序临床实践专家共识（2022 年版）[J].中国癌症防治杂志,2022,14(3):240-252.

[23] 郭静宜,申刘青,张秀森,等.食管癌肿瘤微环境中癌相关细胞研究进展[J].食管疾病,2023,5(2):127-131.

[24] VÉTIZOU M, PITT JM, DAILLÈRE R, et al. Anticancer immunotherapy by CTLA-4 blockade relies on the gut microbiota[J]. Science, 2015, 350(6264):1079-1084.

[25] SIVAN A, CORRALES L, HUBERT N, et al. Commensal Bifidobacterium promotes antitumor immunity and facilitates an-ti-PD-L1 efficacy[J]. Science, 2015, 350(6264):1084-1089.

[26] GAO S, LI S, MA Z, et al. Presence of porphyromonas gingivalis in esophagus and its association with the clinicopathological characteristics and survival in patients with esophageal cancer[J]. Infect Agent Cancer, 2016, 11: 3.

[27] DIAKOWSKA D, MARKOCKA-MACZKA K, GRABOWSKI K,

et al. Serum interleukin-12 and interleukin-18 levels in patients with oesophageal squamous cell carcinoma[J]. Exp Oncol, 2006, 28(4): 319-322.

[28] CHAU IAJANIJ, DokIY, et al., O-3 Nivolumab (NIVO) plus chemotherapy (chemo) or ipilimumab (IPI) vs chemo as first-line treatment for advanced esophageal squamous cell carcinoma (ESCC): Expanded efficacy and safety analyses from CheckMate 648[J]. Ann Oncol, 2022. 33: p. S379-S380.

[29] KEN KATO, JAFFER A. AJANI, YUICHIRO DOKI, et al. Nivolumab (NIVO) plus chemotherapy (chemo) or ipilimumab (IPI) vs chemo as first-line (1L) treatment for advanced esophageal squamous cell carcinoma (ESCC): 29-month (mo) follow-up from CheckMate 648[J]. 2023 ASCO GI. J Clin Oncol 41, 2023 (suppl 4; abstr 290).

[30] SHAH MA. First-line pembrolizumab (pembro) plus chemotherapy (chemo) for advanced esophageal cancer: 5-year outcomes from the phase 3 KEYNOTE-590 study[J]. 2024 ASCO GI abstr 250.

[31] LUZ., WANGJ., SHUY. et al. Updated overall survival outcomes from a randomized, double-blind phase III study of sintilimab versus placebo in combination with chemotherapy as first-line treatment for advanced esophageal squamous cell carcinoma (ORIENT-15)[J]. 2023 AACR. CT075/3.

[32] LUZ, ZHAOJ, YANGZ, et al. Effectiveness and safety of camrelizumab in advanced esophageal cancer: A prospective multicenter observational cohort studies (ESCORT-RWS)[J]. 2023 ASCO. Abs 4049.

[33] SUNJM, LINCY, ROJASC, et al. Safety run-in results from LEAP-014 study: First-line lenvatinib (len) plus pembrolizumab (pembro) and chemotherapy (chemo) for metastatic esophageal squamous cell carcinoma (ESCC)[J]. Ann of Oncol (2023) 34 (suppl_4): S1520-S1555.

[34] HSUCH, Luz, GAOS, et al. SKYSCRAPER-08: A phase III, randomized, double-blind, placebo-controlled study of first-line (1L) tiragolumab (tira) + atezolizumab (atezo) and chemotherapy (CT) in patients (pts) with

esophageal squamous cell carcinoma (ESCC)[J]. 2024 ASCO GI, Abs 245.

[35] HONGYG, MENGX, YANGX, et al. Updated results of anlotinib combined with TQB2450(PD-L1 blockade) as first-line treatment for advanced esophageal squamous cell carcinoma (ESCC): A single- arm, multicenter, open-label phase I clinical trial[J]. 2023 ASCO Abs 4041.

[36] XUM, PUY, JIANGY, et al. A phase II study of paclitaxel and carboplatin plus PD-1 inhibitors combined with anlotinib as first-line treatment for advanced asophageal cancer[J].2023 ASCO-GI,Poster Session Abs 395.

[37] QUW, JINGG, LIUY, et al. Cadonilimab combined with taxane and cisplatin as the first-line treatment of advanced esophageal squamous cell carcinoma (ESCC): an open-label, multicenter phase II trial (AK104-IIT-014)[J].2023 ESMO IO Abs 621.

[38] WANG F, LIN CY, SUN JM, et al. Phase II randomized, multicenter study of ociperlimab (OCI) + tislelizumab (TIS) in patients (pts) with unresectable, locally advanced, recurrent/metastatic esophageal squamous cell carcinoma (ESCC) and programmed cell death-ligand 1 (PD-L1) positivity[J]. Ann Oncol, 2023, 34:S619-S650.

[39] HUANG J, LIU J, HONG Y, et al. Preliminary results of the feasibility and tolerability of anlotinib plus PD-1 blockades among patients with previously immunotherapy treated advanced esophageal squamous cell carcinoma (ESCC): A retrospective exploratory study. Ann Oncol, 2023, 34:S73.

[40] GAO X, XU N, LI Z, et al. Safety and antitumour activity of cadonilimab, an anti-PD-1/CTLA-4 bispecific antibody, for patients with advanced solid tumours (COMPASSION-03): a multicentre, open-label, phase 1b/2 trial[J]. Lancet Oncol, 2023, 24(10):1134-1146.

[41] HAN J M, WANG Z, LIUC et al. Survival and complications after neoadjuvant chemotherapy or chemoradiotherapy for esophageal cancer: A meta-analysis[J]. Future Oncol, 2021, 17(17): 2257-2274.

[42] LIY, QINJ, XUEL, et al. Chemotherapy plus camrelizumab versus

chemotherapy alone as neoadjuvant treatment for resectable esophageal squamous cell carcinoma (ESCORT-NEO): A multi-center, randomized phase III trial[J]. 2024 ASCO GI, LBA244.

[43] LIU J, YANG Y, LIU Z, et al. Multicenter, single-arm, phase II trial of camrelizumab and chemotherapy as neoadjuvant treatment for locally advanced esophageal squamous cell carcinoma[J]. J Immunother Cancer, 2022, 10(3):e004291.

[44] YANG Y, LIU J, LIU Z, et al. Two-year outcomes of clinical N2-3 esophageal squamous cell carcinoma after neoadjuvant chemotherapy and immunotherapy from the phase 2 NICE study[J]. J Thorac Cardiovasc Surg, 2024, 167(3):838-847.e1.

[45] ZHANG G, YUAN J, PAN C,et al. Multi-omics analysis uncovers tumor ecosystem dynamics during neoadjuvant toripalimab plus nab-paclitaxel and S-1 for esophageal squamous cell carcinoma: a single-center, open-label, single-arm phase 2 trial[J]. EBioMedicine, 2023, 90:104515.

[46] CHEN X, XU X, WANG D,et al. Neoadjuvant sintilimab and chemotherapy in patients with potentially resectable esophageal squamous cell carcinoma (KEEP-G 03): an open-label, single-arm, phase 2 trial[J]. J Immunother Cancer, 2023, 11(2):e005830.

[47] YAN XL, DUAN HT, NI YF, et al. Tislelizumab combined with chemotherapy as neoadjuvant therapy for surgically resectable esophageal cancer: A prospective, single-arm, phase II study (TD-NICE) [J]. Int J Surg, 2022, 103:106680.

[48] DUAN H, SHAO C, PAN M, et al. Neoadjuvant Pembrolizumab and Chemotherapy in Resectable Esophageal Cancer: An Open-Label, Single-Arm Study (PEN-ICE)[J]. Front Immunol, 2022, 13:849984.

[49] SHANG X, ZHAO G, LIANG F,et al. Safety and effectiveness of pembrolizumab combined with paclitaxel and cisplatin as neoadjuvant therapy followed by surgery for locally advanced resectable (stage III) esophageal squamous cell carcinoma: a study protocol for a prospective, single-arm, single-center, open-label, phase-II trial (Keystone-001)[J].

Ann Transl Med, 2022, 10(4):229.

[50] LIU J, LI J, LIN W, et al. Neoadjuvant camrelizumab plus chemotherapy for resectable, locally advanced esophageal squamous cell carcinoma (NIC-ESCC2019): A multicenter, phase 2 study[J]. Int J Cancer, 2022, 151(1):128-137.

[51] YANG W, XING X, YEUNG SJ, et al. Neoadjuvant programmed cell death 1 blockade combined with chemotherapy for resectable esophageal squamous cell carcinoma[J]. J Immunother Cancer, 2022, 10(1):e003497.

[52] YANG Y, ZHANG J, MENG H, et al. Neoadjuvant camrelizumab combined with paclitaxel and nedaplatin for locally advanced esophageal squamous cell carcinoma: a single-arm phase 2 study (cohort study)[J]. Int J Surg, 2024, 110(3):1430-1440.

[53] ZHANG Z, YE J, LI H,et al. Neoadjuvant sintilimab and chemotherapy in patients with resectable esophageal squamous cell carcinoma: A prospective, single-arm, phase 2 trial[J]. Front Immunol, 2022, 13:1031171.

[54] ZHANG Z, HONG ZN, XIE S, et al. Neoadjuvant sintilimab plus chemotherapy for locally advanced esophageal squamous cell carcinoma: a single-arm, single-center, phase 2 trial (ESONICT-1)[J]. Ann Transl Med, 2021, 9(21):1623.

[55] LI Y, ZHOU A, LIU S, et al. Comparing a PD-L1 inhibitor plus chemotherapy to chemotherapy alone in neoadjuvant therapy for locally advanced ESCC: a randomized Phase II clinical trial : a randomized clinical trial of neoadjuvant therapy for ESCC[J]. BMC Med, 2023, 21(1):86.

[56] YIN J, YUAN J, LI Y, et al. Neoadjuvant adebrelimab in locally advanced resectable esophageal squamous cell carcinoma: a phase 1b trial[J]. Nat Med, 2023, 29(8):2068-2078.

[57] CHEN R, LIU Q, LI Q, et al. A phase II clinical trial of toripalimab combined with neoadjuvant chemoradiotherapy in locally advanced esophageal squamous cell carcinoma (NEOCRTEC1901)[J].

EClinicalMedicine, 2023, 62:102118.

[58] YUAN WP, CHEN Y, LIU J. Camrelizumab plus chemotherapy versus concurrent chemoradiotherapy as neoadjuvant therapy for resectable thoracic oesophageal squamous cell cancer (REVO): A multicenter, randomized, open-label, phase II trial[J]. Ann Oncol, 2023, 34 (suppl_2): S852-S886.

[59] LI C, ZHAO S, ZHENG Y, et al. Preoperative pembrolizumab combined with chemoradiotherapy for oesophageal squamous cell carcinoma (PALACE-1)[J]. Eur J Cancer, 2021, 144:232-241.

[60] ZHU Y, WEN J, LI Q, et al. Toripalimab combined with definitive chemoradiotherapy in locally advanced oesophageal squamous cell carcinoma (EC-CRT-001): a single-arm, phase 2 trial[J]. Lancet Oncol, 2023, 24(4):371-382.

[61] AI D, HAO S, SHEN W,et al. Induction sintilimab and chemotherapy followed by concurrent chemoradiotherapy for locally advanced esophageal cancer: a proof-of-concept, single-arm, multicenter, phase 2 trial[J]. EClinicalMedicine, 2024, 69:102471.

[62] BANDO H, KOTANI D, TSUSHIMA T, et al. A multicenter phase II study of atezolizumab monotherapy following definitive chemoradiotherapy for unresectable locally advanced esophageal squamous cell carcinoma (EPOC1802)[J]. ESMO, 2022, 33: S1102-S1103.

[63] COWZER D, WU AJ, SIHAG S, et al. Durvalumab and PET-directed chemoradiation in locally advanced esophageal adenocarcinoma: a phase Ib/II study[J]. Ann Surg, 2023, 278(3):e511-e518.

[64] NOORI M, MAHJOUBFAR A, AZIZI S, et al. Immune checkpoint inhibitors plus chemotherapy versus chemotherapy alone as first-line therapy for advanced gastric and esophageal cancers: a systematic review and meta-analysis [J]. Int immunopharmacol, 2022, 113(Pt A):109317.

[65] LI D, TANG L, HU J, et al. Immune checkpoint inhibitors' combination therapy as first-line treatment in advanced esophageal squamous cell

carcinoma: a meta-analysis [J]. J Cancer Res Clin, 2022, 149(3): 933-939.

[66] 朱晓菊, 蒋远静, 李貌, 等. 患者报告结局的微信平台在肿瘤免疫治疗不良反应管理中的应用 [J]. 检验医学与临床, 2023,20(24):3623-3626,3631.

[67] YANG Y, TAN L, HU J, et al. Safety and efficacy of neoadjuvant treatment with immune checkpoint inhibitors in esophageal cancer: real-world multicenter retrospective study in China [J]. Dis Esophagus, 2022, 35(11):doac031.

[68] BRAHMER JR, LACCHETTI C, SCHNEIDER BJ, et al. Management of immune-related adverse events in patients treated with immune checkpoint inhibitor therapy: American Society of Clinical Oncology Clinical Practice Guideline[J]. J Clin Oncol, 2018, 36(17):1714-1768.

[69] GEISLER AN, PHILLIPS GS, BARRIOS DM, et al. Immune checkpoint inhibitor–related dermatologic adverse events [J]. J Am Acad Dermatol, 2020, 83(5): 1255-1268.

[70] 高梦婷, 焦曦, 董凤晓, 等. 免疫检查点抑制剂致严重免疫相关皮肤不良反应的临床特点和诊疗策略研究 [J]. 肿瘤综合治疗电子杂志, 2023,9(4):66-77.

[71] KAWSAR A, HUSSAIN K, MUINONEN-MARTIN A J, et al. How to recognize and manage skin toxicities associated with immune checkpoint inhibitors: a practical approach [J]. Br J Dermatol, 2023, 189(Supplement_1): i3-i10.

[72] HAANEN J, OBEID M, SPAIN L, et al. Electronic address: clinicalguidelines@esmo.org. Management of toxicities from immunotherapy: ESMO Clinical Practice Guideline for diagnosis, treatment and follow-up[J]. Ann Oncol, 2022, 33(12):1217-1238.

[73] 中国临床肿瘤学会. 免疫检查点抑制剂相关的毒性管理指南 2023[M]. 北京: 人民卫生出版社, 2023.

[74] SZNOL M, POSTOW MA, DAVIES MJ, et al. Endocrine-related adverse events associated with immune checkpoint blockade and expert

insights on their management [J]. Cancer Treat Rev, 2017, 58: 70-76.

[75] YAN T, YU L, ZHANG J, et al.Achilles' Heel of currently approved immune checkpoint inhibitors: immune related adverse events[J]. Front Immunol, 2024, 15:1292122.

[76] BARROSO-SOUSA R, BARRY WT, GARRIDO-CASTRO AC, et al, Tolaney SM. Incidence of endocrine dysfunction following the use of different immune checkpoint inhibitor regimens: a systematic review and meta-analysis[J]. JAMA Oncol, 2018, 4(2):173-182.

[77] YOO WS, KU EJ, LEE EK, et al. Incidence of endocrine-related dysfunction in patients treated with new immune checkpoint inhibitors: a meta-analysis and comprehensive review [J]. Endocrinol Metab, 2023, 38(6): 750-759.

[78] KARAVITI D, KANI ER, KARAVITI E, et al. Thyroid disorders induced by immune checkpoint inhibitors[J]. Endocrine,2024.

[79] BASEK A, JAKUBIAK GK, CIEŚLAR G,et al. Life-threatening endocrinological immune-related adverse events of immune checkpoint inhibitor therapy[J]. Cancers (Basel), 2023, 15(24):5786.

[80] ELIA G, FERRARI SM, GALDIERO MR,et al. New insight in endocrine-related adverse events associated to immune checkpoint blockade[J]. Best Pract Res Clin Endocrinol Metab, 2020, 34(1):101370.

[81] SPAGNOLO CC, GIUFFRIDA G, CANNAVÒ S,et al. Management of endocrine and metabolic toxicities of immune-checkpoint inhibitors: from clinical studies to a real-life scenario[J]. Cancers (Basel), 2022, 15(1):246.

[82] WANG Y, ABU-SBEIH H, MAO E, et al. Endoscopic and histologic features of immune checkpoint inhibitor-related colitis [J]. Inflamm Bowel Dis, 2018, 24(8): 1695-1705.

[83] DOUGAN M. Gastrointestinal mucosal toxicities from immune checkpoint inhibitors: Current understanding and future directions [J]. Immunol Rev, 2023, 318(1): 11-21.

[84] GUPTA A, DE FELICE KM, LOFTUS EV, et al. Systematic review:

colitis associated with anti-CTLA-4 therapy [J]. Aliment pharm ther, 2015, 42(4): 406-417.

[85] SAMAAN MA, PAVLIDIS P, PAPA S, et al. Gastrointestinal toxicity of immune checkpoint inhibitors: from mechanisms to management [J]. Nat Rev Gastroenterol Hepatol, 2018, 15(4): 222-234.

[86] WANG DY, YE F, ZHAO S, et al. Incidence of immune checkpoint inhibitor-related colitis in solid tumor patients: A systematic review and meta-analysis [J]. OncoImmunology, 2017, 6(10):e1344805.

[87] GEUKES FOPPEN MH, ROZEMAN EA, VAN WILPE S, et al. Immune checkpoint inhibition-related colitis: symptoms, endoscopic features, histology and response to management [J]. ESMO Open, 2018, 3(1):e000278.

[88] DAETWYLER E, WALLRABENSTEIN T, KöNIG D, et al. Corticosteroid-resistant immune-related adverse events: a systematic review [J]. J Immunother Cancer, 2024, 12(1):e007409.

[89] MOK K, WU C, CHAN S, et al. Clinical management of gastrointestinal and liver toxicities of immune checkpoint inhibitors [J]. Clinical Colorectal Cancer, 2024,23(1):4-13.

[90] LIU Z, ZHU Y, XIE H, et al. Immune-mediated hepatitis induced by immune checkpoint inhibitors: Current updates and future perspectives [J]. Front Pharmacol, 2023, 13:1077468.

[91] SUZMAN DL, PELOSOF L, ROSENBERG A, et al.Hepatotoxicity of immune checkpoint inhibitors: An evolving picture of risk associated with a vital class of immunotherapy agents[J]. Liver Int. 2018 Jun;38(6):976-987.

[92] LASAGNA A, SACCHI P. The ABC of immune-mediated hepatitis during immunotherapy in patients with cancer: from pathogenesis to multidisciplinary management [J]. Cancers, 2024, 16(4):795.

[93] HUFFMAN BM, KOTTSCHADE LA, KAMATH PS, et al. Hepatotoxicity After Immune Checkpoint Inhibitor Therapy in Melanoma: Natural Progression and Management [J]. Am J Clin Oncol-

canc, 2018, 41(8): 760-765.

[94] JOSAN K, NEILAN TG. Immune checkpoint inhibitors: acute and chronic cardiovascular complications [J]. Nat rev Cardiol, 2023, 20(2): 73-74.

[95] LAENENS D, YU Y, SANTENS B, et al. Incidence of Cardiovascular Events in Patients Treated With Immune Checkpoint Inhibitors[J]. J Clin Oncol. 2022 Oct 10, 40(29):3430-3438.

[96] FONSECA E, CABRERA-MAQUEDA J M, RUIZ-GARCíA R, et al. Neurological adverse events related to immune-checkpoint inhibitors in Spain: a retrospective cohort study [J]. Lancet Neurol, 2023, 22(12): 1150-9.

[97] GHANBAR MI, SURESH K. Pulmonary toxicity of immune checkpoint immunotherapy [J]. J clin invest, 2024, 134(2).

[98] 宋春花，王昆华，郭增清，等 . 中国常见恶性肿瘤患者营养状况调查 [J]. 中国科学（生命科学）,2020,50(12):1437-1452.

[99] KUWADA K, KURODA S, KIKUCHI S, et al . Clinical impact of sarcopenia on gastric cancer[J]. Anticancer Res. 2019, 39:2241-2249.

[100] RINNINELLA E, CINTONI M, RAOUL P, et al. Muscle mass, assessed at diagnosis by L3-CT scan as a prognostic marker of clinical outcomes in patients with gastric cancer: A systematic review and meta-analysis[J]. Clin. Nutr. 2019, 39:2045-2054.

[101] ONGARO E, BUORO V, CINAUSERO M, et al. Sarcopenia in gastric cancer: When the loss costs too much[J]. Gastric Cancer. 2017, 20:563-572.

[102] NISHIGORI T, OBAMA K, SAKAI Y. Assessment of body composition and impact of sarcopenia and sarcopenic obesity in patients with gastric cancer[J]. Transl Gastroenterol Hepatol. 2020, 5:22.

[103] RINNINELLA E, CINTONI M, RAOUL P,et al . Effects of nutritional interventions on nutritional status in patients with gastric cancer: A systematic review and meta-analysis of randomized controlled trials[J]. Clin. Nutr. ESPEN. 2020, 38:28-42.

[104] DIJKSTERHUIS W, LATENSTEIN A, VAN KLEEF J.J, et al.

Cachexia and dietetic inter-ventions in patients with esophagogastric cancer: A multicenter cohort study[J]. J Natl Compr Cancer Netw. 2021

[105] MULAZZANI GEG, CORTI F, DELLA VALLE S, et al Nutritional Support Indications in Gastroesophageal Cancer Patients: From Perioperative to Palliative Systemic Therapy. A Comprehensive Review of the Last Decade[J]. Nutrients. 2021 Aug 12, 13(8):2766

[106] 李苏宜 . 食管鳞状细胞癌晚期患者营养代谢内科技术路径 [J]. 肿瘤 学杂志 ,2024,30(2):127-132.

[107] 中国抗癌协会肿瘤营养专业委员会 , 中华医学会肠外肠内营养学 分会 , 中国医师协会放射肿瘤治疗医师分会营养与支持治疗学组 . 食管癌患者营养治疗指南 [J]. 中国肿瘤临床 ,2020,47(1):1-6, 中插 1- 中插 4.

[108] 中国抗癌协会 , 饶本强 . 恶性肠梗阻治疗中国专家共识 (2023 年)[J]. 肿瘤代谢与营养电子杂志 ,2023,10(6):730-737.

[109] 陈小兵 , 高社干 . 全面说食管癌 [M]. 北京 : 中国科学技术出版社 , 2024.

[110] 中国抗癌协会肿瘤营养专业委员会 , 国家市场监管重点实验 室 (肿瘤特医食品 , 北京肿瘤学会肿瘤缓和医疗专业委员会 . 中 国恶性肿瘤患者运动治疗专家共识 [J]. 肿瘤代谢与营养电子杂 志 ,2022,9(3):298-311.

[111] 唐丽丽 , 吴世凯 , 李小梅 . 中国肿瘤整合诊治技术指南（CACA）: 心理疗法 [M]. 天津：天津科技出版社，2023.

[112] 中国抗癌协会癌症康复与姑息治疗专业委员会 . 患者自控镇痛治 疗癌痛专家共识 [J]. 中国肿瘤临床 ,2023,50(15):757-763.